Gymnastik

für Senioren

von
Sylvia Mätzel
und Kristin Fallet

SingLiesel

Für Julia und Janine, Nele und Ella

Druck
FINIDR, Czech Republic

Gestaltung
grundmanngestaltung

Satz
Martin Janz, Freiburg i.Br.

Umschlag
Röser MEDIA GmbH & Co. KG, Karlsruhe

Fotos
© Johannes Röser

Icons
Hantel: graphixmania/shutterstock.com
Handtuch: anastasiia ivanova/ shutterstock.com
Sportler: brainpencil/shutterstock.com

ISBN 978-3-948106-11-9

2. Auflage

www.singliesel.de

Liebe Leserinnen und Leser

Mit diesem Buch möchten wir allen interessierten Seniorinnen und Senioren sowie allen Menschen, die beruflich mit Bewegungsprogrammen für Seniorinnen und Senioren arbeiten, eine Auswahl an Übungen vermitteln, die sowohl im Sitzen als auch im Stehen einfach durchzuführen sind.

Seit vielen Jahren arbeiten wir mit Menschen, die sich gerne und regelmäßig bewegen. Und wir wissen: Um auch Neueinsteiger für Sport zu begeistern, bedarf es einfacher Angebote, die Spaß machen und schnell zum Erfolg führen. Insbesondere bei Menschen ohne Vorkenntnisse kommt es immer wieder dazu, dass sie unsicher sind und Übungen lieber sein lassen, bevor sie etwas falsch machen.

Diesen Menschen möchten wir ausdrücklich sagen, dass es zu jeder Zeit eine gute Idee ist, mit dem Training zu beginnen. Es gilt immer die Devise: Nur gar keine Bewegung ist schlechte Bewegung. Starten Sie jetzt mit Ihrem Training – Ihre neuen Lieblingsübungen warten auf den folgenden Seiten auf Sie.

In diesem Buch beschreiben wir viele gymnastische Übungen, die sehr einfach, aber genau erklärt und mit Fotos veranschaulicht sind, sodass die Umsetzung leichtfallen wird. Die Übungen sind für den Einstieg, aber auch für den Wiedereinstieg geeignet.

Dieses Buch dient auch als Einstiegsliteratur für engagierte Menschen, die im Rahmen ihrer Arbeit mit Seniorinnen und Senioren Bewegungsstunden zusammenstellen möchten. Sie finden hier Grundübungen, Variationen oder sogar ganze Übungspläne, um mit Ihrer Zielgruppe in Bewegung zu bleiben. Am Ende dieses Buches haben wir einige wichtige theoretische Grundlagen dafür zusammengestellt.

Wir wünschen Ihnen viel Spaß
mit unseren Übungen – und bleiben Sie aktiv!

Sylvia Mätzel und Kristin Fallet

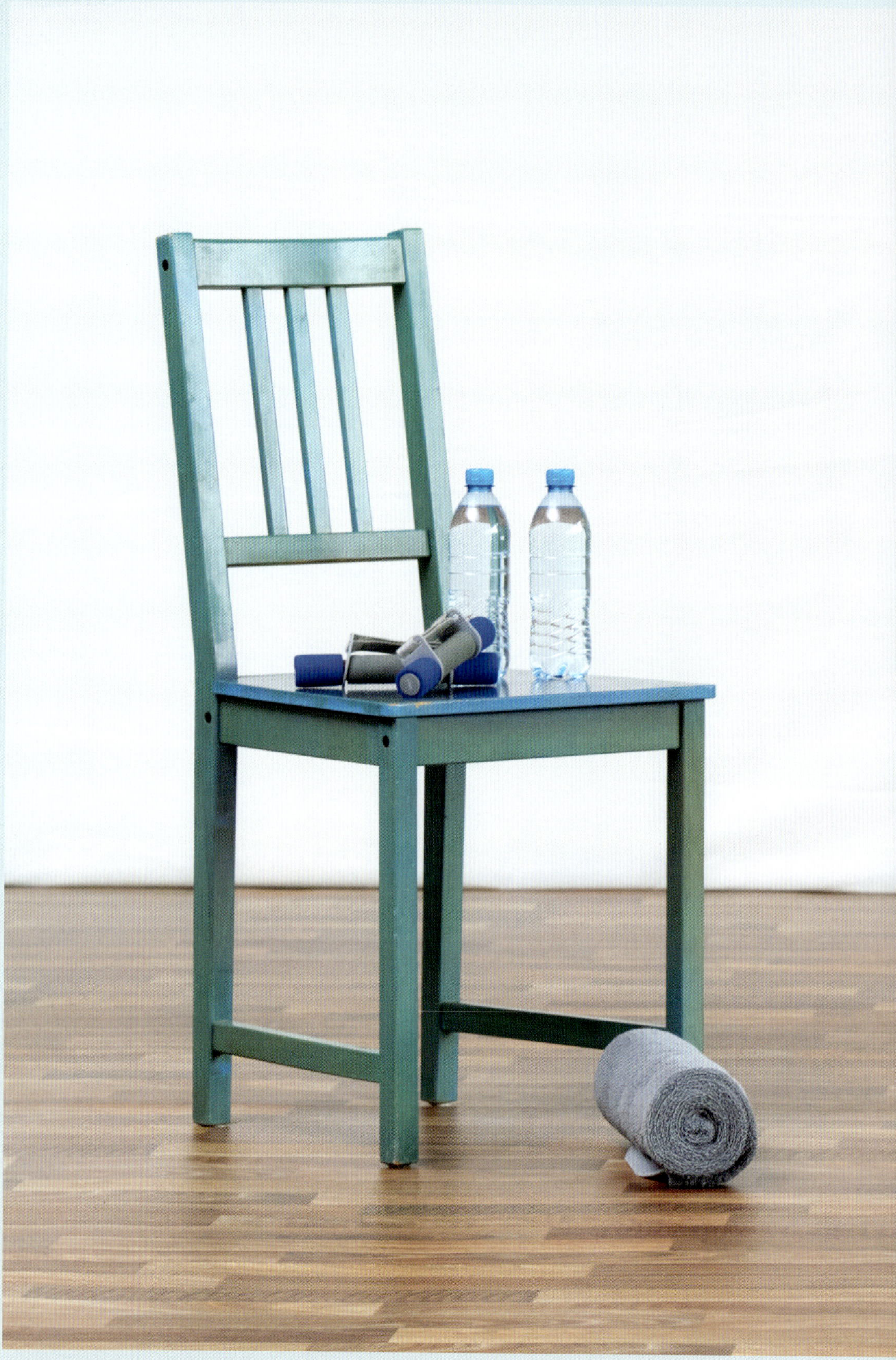

INHALT

Üben mit dem Buch

FIT WERDEN MIT KRAFT, AUSDAUER UND KOORDINATION

Wir zeigen Ihnen in diesem Buch eine Reihe von Übungen, mit denen Sie Kraft und Ausdauer aufbauen sowie Koordination und Beweglichkeit trainieren können. Die Übungen werden Ihnen helfen, einen besseren körperlichen Allgemeinzustand zu erreichen. Die hier zusammengestellten Trainingsvorschläge sind für Ungeübte und Geübte geeignet. Sie benötigen nicht viele zusätzliche Hilfsmittel und keine oder fast keine Vorkenntnisse in der Ausführung sportlicher Bewegung. Fangen Sie einfach an!

EIN STUHL UND WEITERE HILFSMITTEL

Zur Ausführung der Übungen benötigen Sie meist lediglich einen standfesten Stuhl oder einen Hocker. Um Kraft aufzubauen, können Sie zwei leichte Hanteln unterstützen. Besitzen Sie keine Hanteln, können Sie stattdessen auch kleine Wasserflaschen mit einem Inhalt von ca. 500 ml benutzen. Bei Bedarf kann das Gewicht hier auch verringert werden, indem man einen Teil des Wassers ausgießt. Wir stellen außerdem einige Übungen vor, die man mit einem zusammengerollten Handtuch durchführen kann. Es wird dabei ein kleines Handtuch (ca. 45 x 90 cm) und ein großes (ca. 70 x 140 cm) gebraucht.

TRAININGSINTENSITÄT

Für unser Programm haben wir Intensitäten und Umfänge gewählt, die für den Einstieg und den Wiedereinstieg geeignet sind. Wenn Sie die Übungen sicher beherrschen, können Sie anschließend ein progressives Krafttraining unter professioneller Anleitung aufnehmen.
Die geeignete Trainingsintensität zu finden, ist ein Prozess, der mehrere Wochen dauern kann. Hierbei ist wichtig, sich und seinen Körper während und nach dem Training genau zu beobachten und eventuell ein Trainingstagebuch zu führen. Unter- und Überforderungen können so vermieden werden und Sie erreichen schneller die gewünschten Trainingsziele.

TRAININGSEMPFEHLUNGEN

Alle Angaben zu Wiederholungszahlen sind Richtwerte aus den Trainingsempfehlungen für Erwachsene. Genauere Informationen dazu sind am Ende des Buchs im Kapitel „Kraft" (Seite 107) zu finden. Achten

Sie auf jeden Fall immer auch auf Ihre persönlichen Möglichkeiten und Grenzen und kalkulieren Sie ein, dass Sie sich langsam steigern können.
Damit es bei der Ausführung der Übungen nicht zu Verletzungen oder Fehlbelastungen kommt, sollten Sie folgende Hinweise beachten:

- Führen Sie die Übungen langsam und exakt aus.
- Beginnen Sie mit einfachen Übungen und steigern Sie dann die Intensität.
- Behalten Sie eine ruhige und gleichmäßige Atmung bei.

Achten Sie darauf, dass sich die Trainingseinheiten gut in Ihren Tagesablauf integrieren lassen. Wir empfehlen, die Wiederholungszahlen und Durchgänge wie bei den Übungen beschrieben durchzuführen. Idealerweise sollten Sie insgesamt 2- bis 3-mal in der Woche für mindestens eine halbe Stunde trainieren.

DAS PERSÖNLICHE ZIEL

Bestimmen Sie vor Trainingsbeginn Ihr persönliches Ziel möglichst genau und setzen Sie dieses auch in einen realistischen zeitlichen Rahmen. So beugen Sie negativen Trainingsverläufen vor und erzielen leicht Erfolgserlebnisse.
Mit konkreten Zwischenzielen kann man seine eigene Motivation enorm steigern. Man kann z.B. zu Beginn des Trainings einen Selbsttest mit den gewählten Übungen durchführen, um sich die Frage zu beantworten: Wie viele Wiederholungen einer Übung schaffe ich, bevor ich eine Pause brauche? Wenn in der Anleitung maximal 20 Wiederholungen empfohlen sind, kann man beim Training etwa mit 13 bis 15 Wiederholungen beginnen und nach einer Pause ein bis zwei weitere Durchgänge anschließen. Beim nächsten Mal erhöht man die Zahl der Wiederholungen.
Außerdem sollten Sie Ihr Ziel ganz konkret formulieren. Eine Formulierung wie: „Ich möchte beweglicher werden", ist wenig zielführend. „Ich möchte im Stand mit den Fingerspitzen bis zum Boden kommen, damit ich etwas vom Boden aufheben kann, wenn es runtergefallen ist" – dieser Wunsch ist sehr konkret und gleichzeitig mit einer Situation verknüpft, die für den Alltag wichtig ist. Macht man sich den praktischen Nutzen der Trainingsübungen klar, motiviert man sich selbst.

ÜBUNGSPLÄNE

Wir haben ein Kapitel mit kurzen Übungseinheiten zu den Schwerpunkten „Beweglichkeit", „Kraft", „Koordination" und „Ausdauer" bzw. „Dehnung" zusammengestellt. Üben Sie alleine oder mit einem Trainingspartner, können Sie sie als Beispiele für ein 30-minütiges Bewegungsprogramm nutzen. Verwenden Sie das Buch in Ihrer Funktion als Betreuungskraft, können Sie Ihre Stunde danach ausrichten und Ihre Seniorengruppe damit anleiten.

Die Übungen

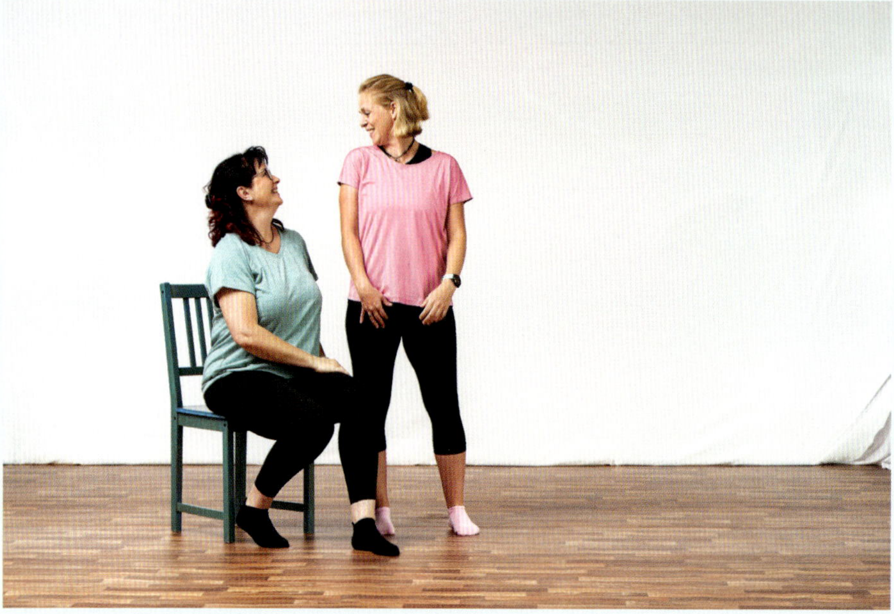

Übungen zum Aufwärmen

FÜR EINEN GESCHMEIDIGEN START

Das Aufwärmen vor einer Übungseinheit ist wichtig und bereitet den Körper auf das Training vor. Das Herz-Kreislauf-System wird angeregt, die Muskeln werden besser durchblutet. Aber auch der gesamte Bewegungsapparat, die Sehnen und Bänder werden beweglicher und elastischer. Dies verringert das Verletzungsrisiko.

Die folgenden Aufwärmübungen können Sie im Sitzen oder im Stehen ausführen.

Schulter- und Armkreisen

1

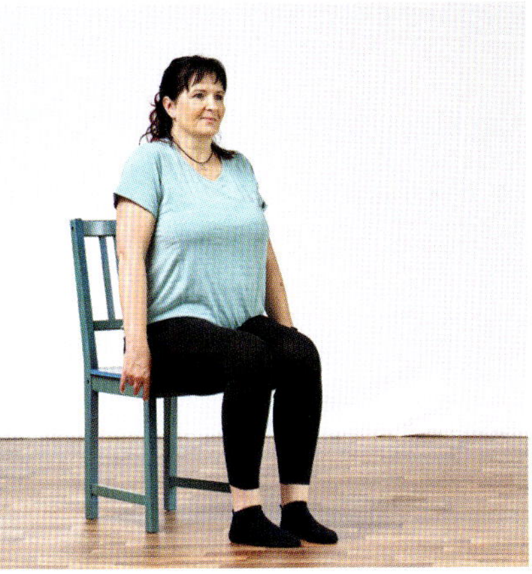

2

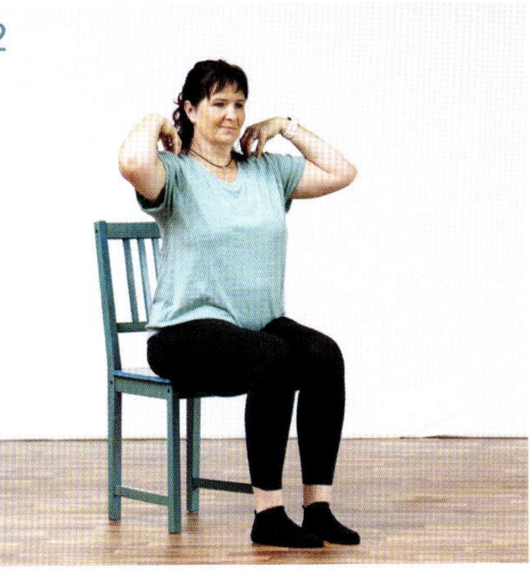

3

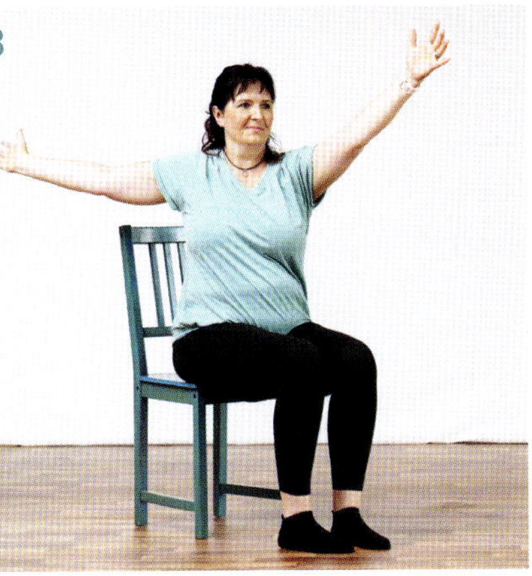

1 Beide Arme hängen locker neben dem Körper. Lassen Sie die Schultern zunächst nach hinten kreisen. Machen Sie möglichst große Kreise mit Ihren Schultern. Anschließend lassen Sie die Schultern nach vorn kreisen. 2 Man kann dabei entweder die Fingerspitzen locker auf die Schultern legen oder 3 die gestreckten Arme kreisen.
Die Übung kann 1 bis 3 Minuten ausgeführt werden, bis sich Ihre Schultern und Arme angenehm warm anfühlen.

VARIANTEN

Sie können diese Aufwärmübung variieren durch das Verändern des Tempos (schneller/langsamer) oder auch durch das Kombinieren der Bewegungsrichtungen (ein Arm kreist vorwärts, während der andere Arm rückwärts kreist).
Außerdem können beide Arme gleichzeitig oder auch zeitversetzt kreisen (Kraulschwimmen vorwärts bzw. rückwärts).

Armpendeln

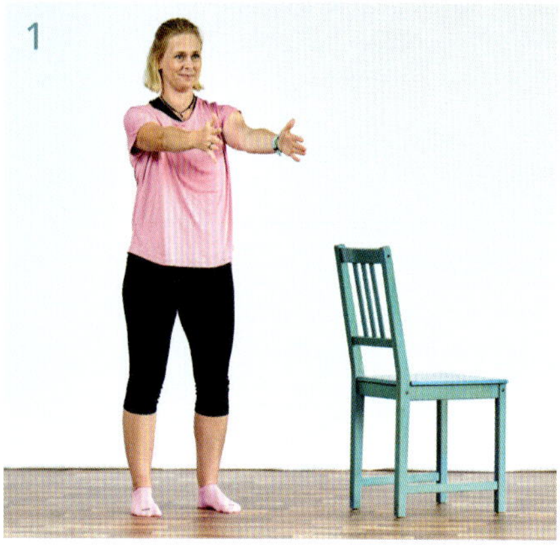

1 Beide Arme schwingen zunächst gleichzeitig neben dem Körper vor und zurück. Die Bewegung kann unterschiedlich groß ausgeführt werden – von kleinen lockeren Pendelbewegungen bis hin zu großen kräftigen Bewegungen vor und zurück.

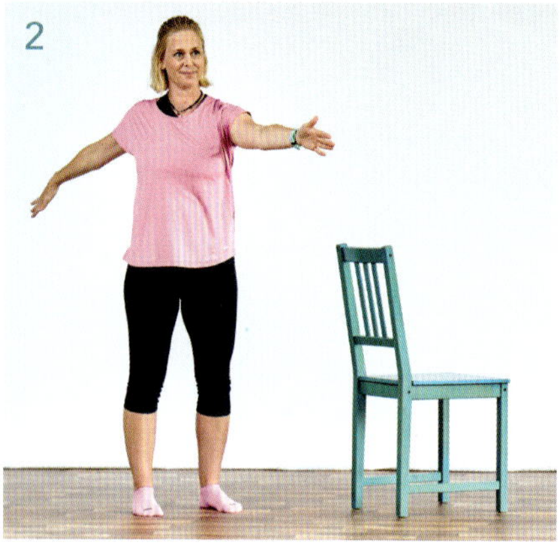

2 Die Bewegung kann auch entgegengesetzt ausgeführt werden, d.h., schwingt der linke Arm nach vorn, schwingt der rechte Arm nach hinten. Wird die Bewegung mit großen Schwüngen durchgeführt, ist eine leichte Drehung im Oberkörper möglich. Sie können 1 bis 3 Minuten die Übung durchführen, bis sich Ihre Arme und Ihr Oberkörper durch die Bewegungen gut gelockert haben.

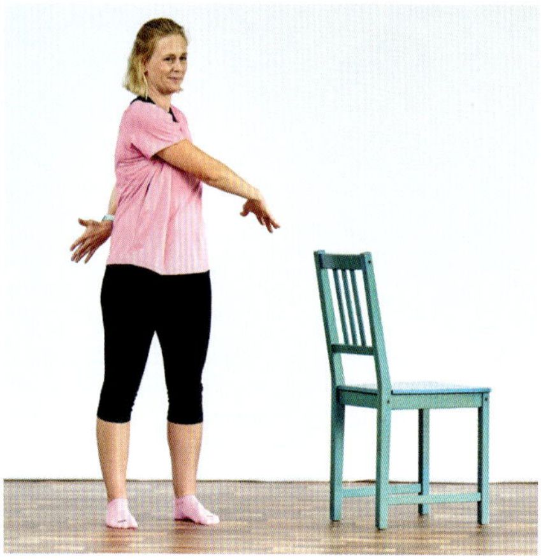

VARIANTE

Beide Arme schwingen in dieselbe Richtung um den Körper herum, d.h., ein Arm schwingt vor den Körper, der andere Arm nach hinten. Danach folgt die gleiche Bewegung in die andere Richtung. Wiederholen Sie das Schwingen in beide Richtungen.

Wird die Übung im Sitz ausgeführt, empfiehlt sich ein Hocker für genügend Bewegungsfreiheit beim Pendeln.

Gehen auf der Stelle

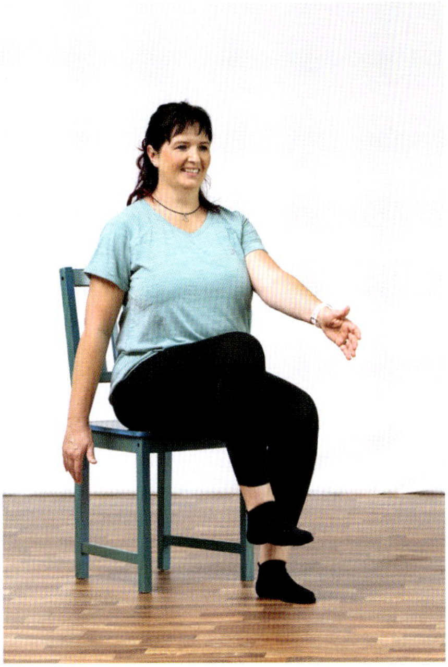

Zum Gehen auf der Stelle heben Sie den rechten und den linken Fuß abwechselnd an. Achten Sie darauf, dass Sie die Füße bei jedem Aufsetzen abrollen. Die Arme schwingen diagonal zur Fußbewegung aktiv mit, d.h., beim Heben des rechten Fußes schwingt der linke Arm mit und umgekehrt.
Gehen oder Marschieren Sie 1 bis 3 Minuten auf der Stelle. Ihr Körper wird sich danach angenehm warm anfühlen.

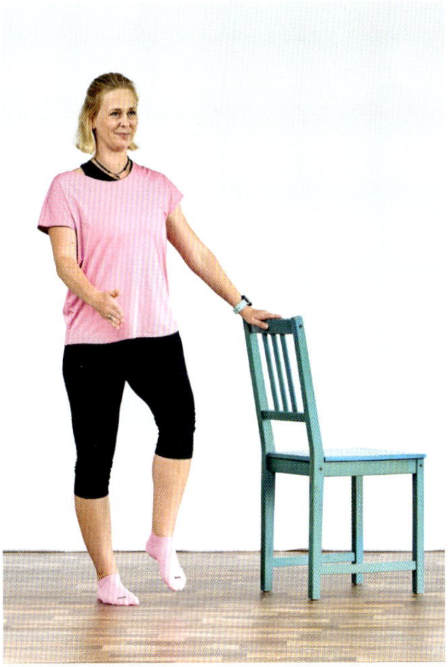

VARIANTEN

Führt man die Übung im Stehen aus, kann man sich an der Stuhllehne oder an einer Wand leicht abstützen. Variieren kann man die Übung auch, indem man die Oberschenkel höher oder weniger hoch anhebt.

Diese Aufwärmübung lässt sich sehr gut mit verschiedenen Armbewegungen kombinieren.

Übungen im Sitzen

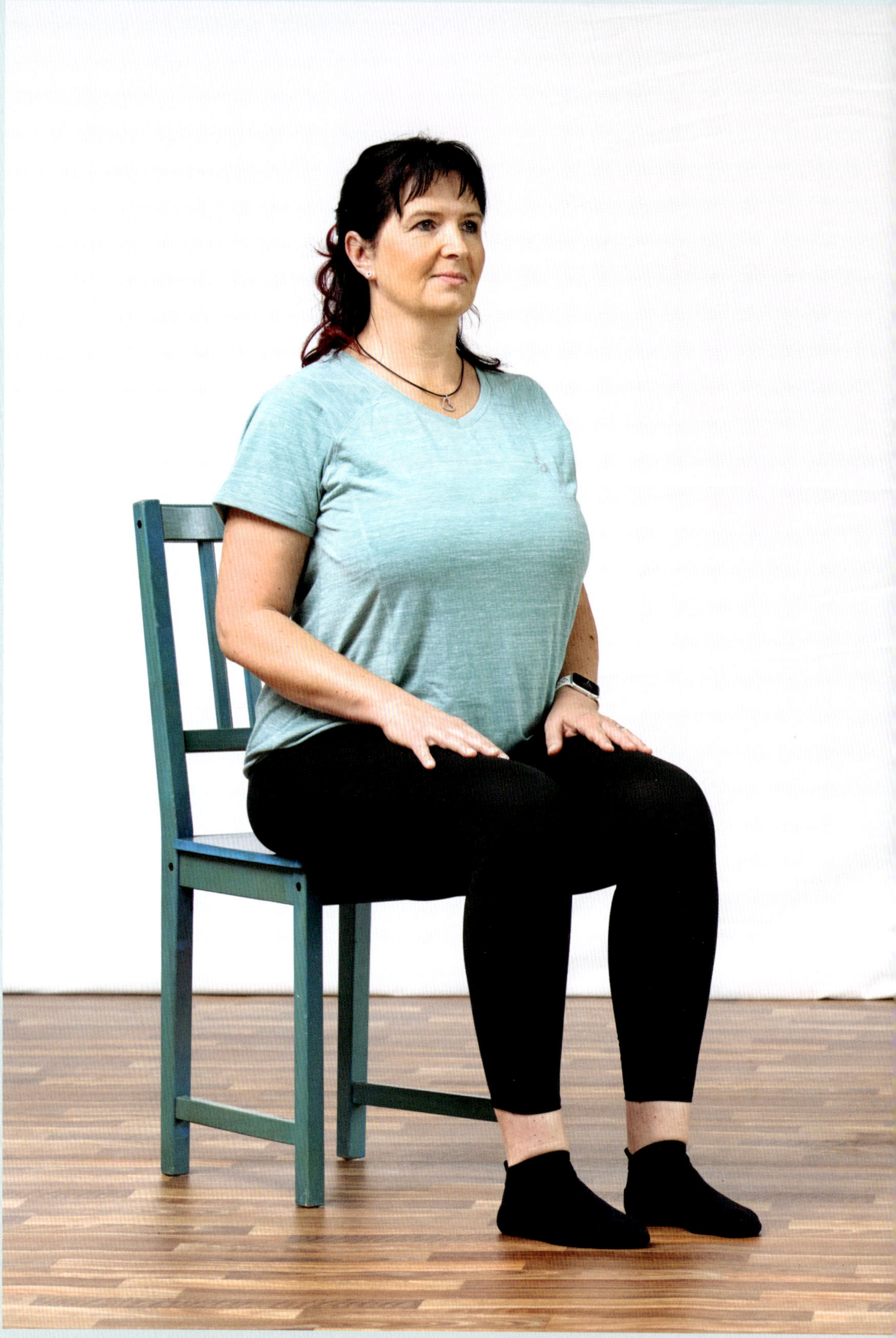

Grundposition Sitz

Sie sitzen auf einem standfesten Stuhl auf der vorderen Hälfte der Sitzfläche.
Die Füße stehen fest auf dem Boden und die Knie befinden sich senkrecht über den Fußgelenken.
Füße und Knie sind etwa hüftbreit auseinander.
Das Becken ist leicht nach vorn gekippt und der Oberkörper ist aufgerichtet.
Das Brustbein wird nach vorn oben angehoben und der Bauchnabel ist leicht nach innen gezogen, sodass sich die Bauchmuskulatur anspannen kann.
Die Schultern sind ganz entspannt, die Schulterblätter werden aktiv nach hinten unten gezogen.
Die Hände liegen locker auf den Oberschenkeln.
Der Blick ist geradeaus gerichtet.

Die Grundposition ist eine aufrechte Sitzposition und wird bei den folgenden Übungen immer wieder eingenommen. Bei Abweichungen von dieser Position wird extra darauf hingewiesen.

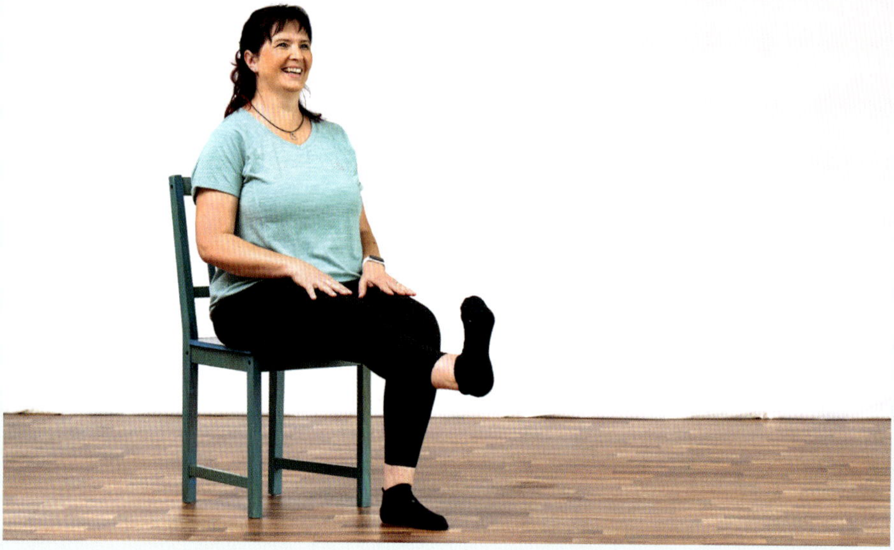

Mobilisation und Kräftigung der Hüfte und Beine

Bewegungsmangel und zu langes Sitzen machen unsere Hüfte zunehmend steifer und unbeweglicher und sind oft Auslöser für Schmerzen. Dies kann sich häufig durch Beschwerden sowohl beim Sitzen im unteren Rücken als auch beim Gehen in den Knien zeigen.
Eine kräftige und gut gedehnte Bein- und Hüftmuskulatur ist daher das Fundament für eine gute Stabilität im Rumpf. Speziell die Oberschenkelmuskulatur ist in vielen Bereichen des Alltags notwendig, z.B. beim Aufstehen und Hinsetzen, beim Gehen und Treppensteigen.
Hält man die Hüftgelenke in alle Richtungen gut beweglich, schützt dies nicht nur vor Mobilitätseinschränkungen im Alltag, sondern wirkt sich auch positiv auf den unteren Rücken und die gesamte Körperhaltung aus.
Des Weiteren sollten auch die Fußgelenke Beachtung finden. Um einen guten und gesunden Gang zu ermöglichen und um Unebenheiten im Boden ausgleichen zu können, müssen die Füße beweglich und die Muskulatur gut trainiert sein.

Abspreizen in der Hüfte

1
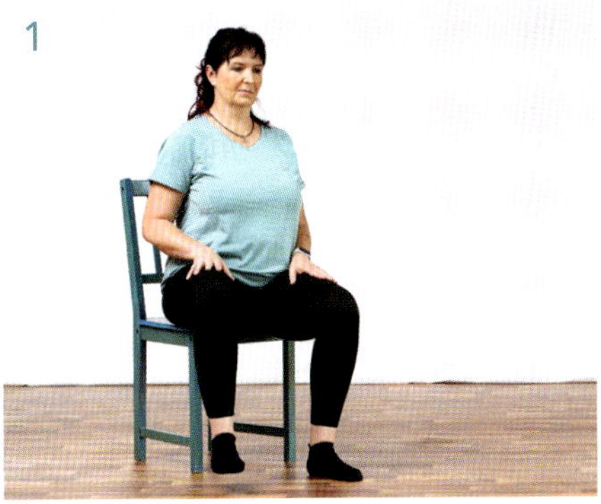
2
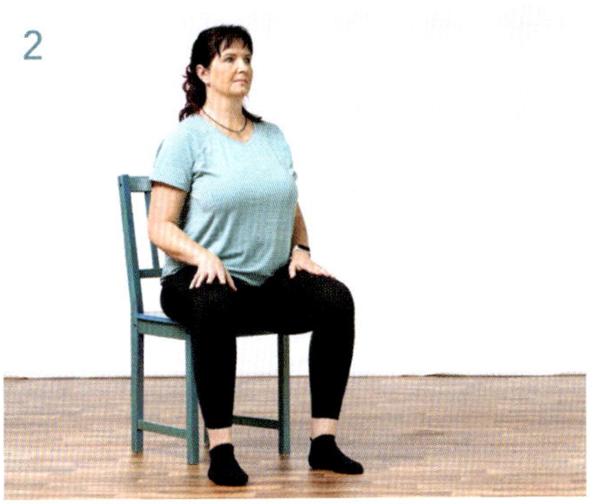

1 Das rechte Bein wird leicht angehoben, nach außen bewegt und 2 der Fuß wird auf dem Boden abgestellt.
Achten Sie darauf, dass sich Fuß und Knie direkt übereinander befinden und eine senkrechte Linie bilden. Anschließend wird das Bein wieder in die Ausgangsposition zurückgeführt.
Wiederholen Sie die Bewegung mit dem rechten Bein 8- bis 12-mal. Danach wird die Übung mit dem linken Bein durchgeführt. Machen Sie eine kurze Pause und schließen Sie weitere 1 bis 2 Durchgänge an.

VARIANTE KOORDINATION

Zunächst wird das rechte Bein nach außen bewegt und abgestellt. Achten Sie darauf, dass Fuß und Knie senkrecht übereinanderstehen. Anschließend wird das linke Bein nach außen bewegt und abgestellt. In der gleichen Reihenfolge werden die Beine wieder in die Ausgangsstellung zurückgeführt. Es werden 10 bis 15 Wiederholungen angestrebt. Machen Sie eine kurze Pause und beginnen Sie den nächsten Durchgang mit dem linken Bein.

VARIANTE KRAFT

Heben Sie den rechten Fuß, führen Sie ihn nach außen, ohne ihn auf dem Boden abzustellen, und führen Sie ihn dann wieder zurück. Diese Bewegung wird mehrmals hintereinander ausgeführt, ohne den Fuß zwischendurch abzusetzen. Die Bewegung wird mit dem rechten Bein etwa 8- bis 12-mal wiederholt. Danach wird zum linken Bein gewechselt. Nach einer kleinen Pause können Sie weitere 2 bis 3 Durchgänge anschließen.

Kräftigung der Oberschenkel durch Kniestreckung

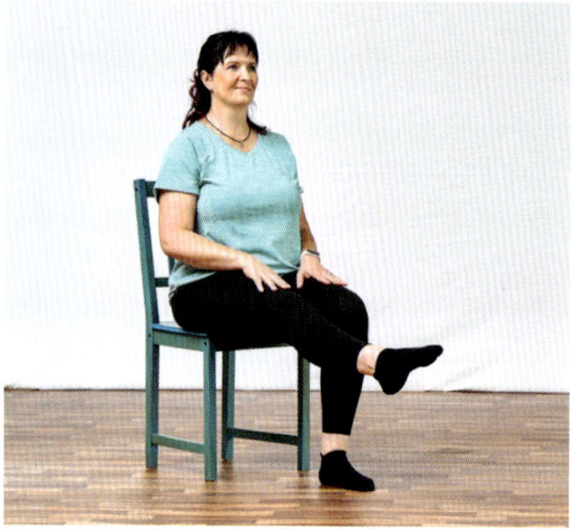

Der rechte Unterschenkel wird nach vorn angehoben, bis das Knie vollständig gestreckt ist. Die Position wird für einige Sekunden gehalten und das Bein danach in die Ausgangsstellung zurückgeführt. Führen Sie die Übung dann mit dem linken Bein durch. Versuchen Sie 8 bis 12 Wiederholungen und 2 bis 3 Durchgänge. Sie können den Fuß auch zusätzlich nach oben und unten bewegen oder im Fußgelenk kreisen.

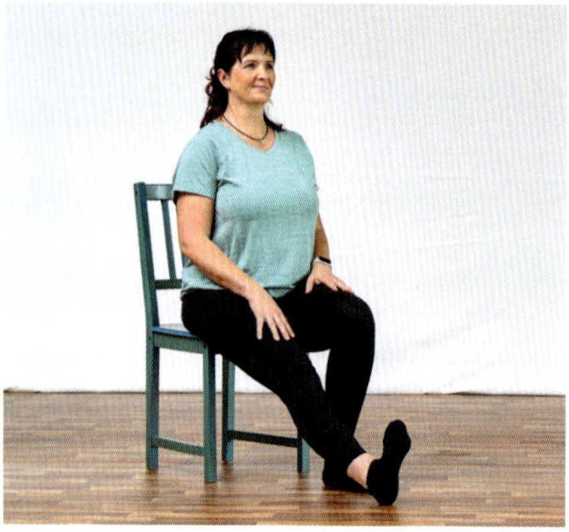

VARIANTE

Sie können die Übung vereinfachen, indem Sie das Bein nach vorn ausstrecken und die Ferse am Boden aufstellen. Versuchen Sie dabei, das Knie so weit wie möglich durchzustrecken.

Halten Sie bei den Varianten das Bein jeweils 15 bis 25 Sekunden und versuchen Sie 2 bis 3 Durchgänge.

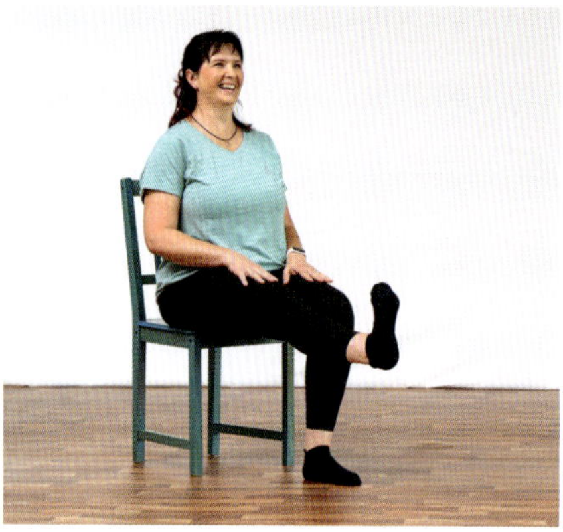

VARIANTE KRAFT

Der Unterschenkel wird wieder angehoben, bis das Knie vollständig gestreckt ist. Ziehen Sie nun die Fußspitze an. Dann wird das Bein wieder abgestellt. Wiederholen Sie die Übung abwechselnd mit dem linken und dem rechten Bein.

Kräftigung von Oberschenkeln und Gesäß

1

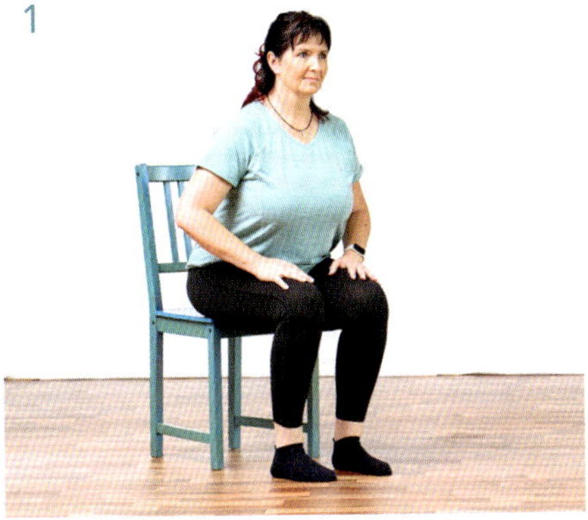

2

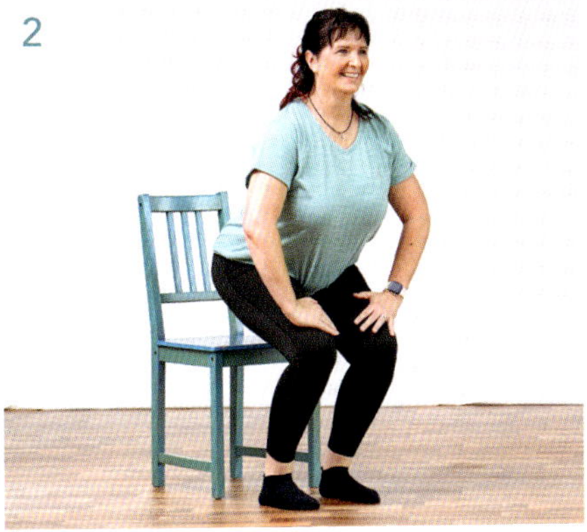

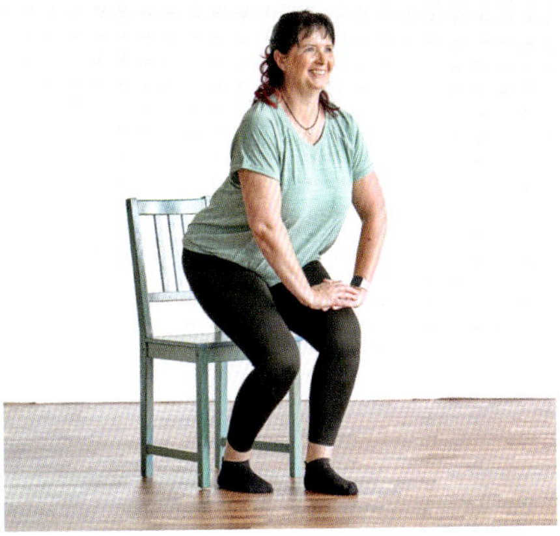

1 Der Oberkörper lehnt sich mit geradem Rücken leicht nach vorn.
2 Die Aufwärtsbewegung leitet der Kopf ein. Das Kinn wird angehoben, Rumpf, Gesäß und Oberschenkel werden angespannt und man drückt sich in den Stand. Gerne können Sie dabei Ihre Hände zu Hilfe nehmen, indem Sie sich ein wenig auf beiden Oberschenkeln abdrücken.
Bei der Abwärtsbewegung wird das Gesäß nach hinten geschoben. Die Knie beugen sich und werden dabei leicht nach außen gespannt, bis man langsam wieder auf der Sitzfläche angekommen ist.
Wer geübt ist, kann sich gleich wieder in den Stand nach oben drücken.
Empfohlen werden 8 bis 12 Wiederholungen. Bei gutem Trainingszustand können noch 2 bis 3 Durchgänge zusätzlich erfolgen.

VARIANTE

Die Übung wird leichter, wenn Sie sich aus der Schrittstellung in den Stand drücken. Schwieriger wird es, wenn Sie beim Aufstehen die Hände nicht zu Hilfe nehmen.

Bei der Abwärtsbewegung sollten Sie sich nicht auf die Sitzfläche fallen lassen!

Mobilisation im Fußgelenk

Im Folgenden finden Sie verschiedene Übungsvarianten, wie Ihre Fußgelenke beweglich und locker bleiben.
Alle Übungen beginnen Sie in der Grundposition. Jede Übungsvariante kann 15- bis 20-mal wiederholt werden. Versuchen Sie 2 bis 3 Durchgänge. Zwischen den einzelnen Durchgängen sollten die Füße und Unterschenkel locker ausgeschüttelt werden.

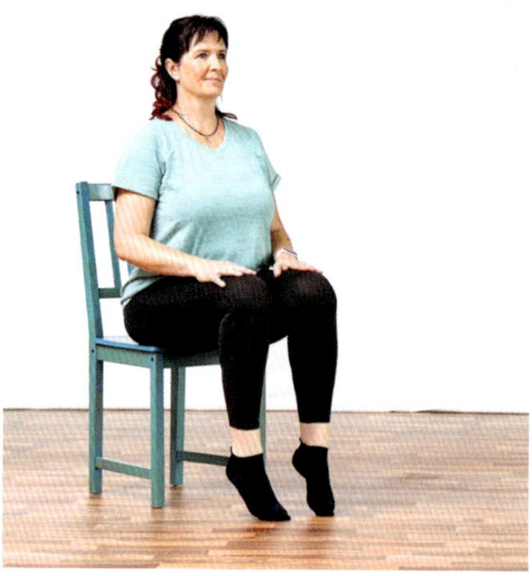

VARIANTE 1

Beide Fersen vom Boden abheben und wieder absetzen, wobei nur die Fußspitzen auf dem Boden bleiben. Danach beide Fußspitzen nach oben ziehen und wieder absetzen.

Auch bei den Fußübungen soll der Rücken gerade und die Schultern locker bleiben.

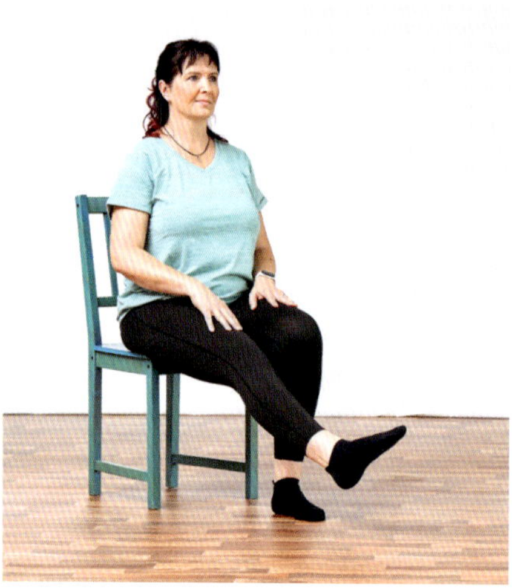

VARIANTE 2

Im Fußgelenk kreisen – dazu kann man entweder ein Bein über das andere schlagen oder das entsprechende Bein leicht nach vorn anheben. Kreisen Sie im Wechsel mit beiden Füßen.

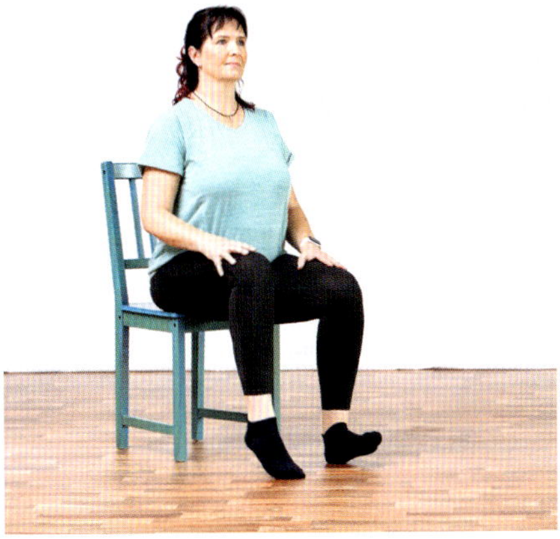

VARIANTE 3

Abwechselnd die linke und rechte Fußspitze anheben (oder die linke und rechte Ferse).

Halten Sie den Kopf gerade und den Blick nach vorne gerichtet. Vermeiden Sie es, zu Ihren Füßen zu blicken.

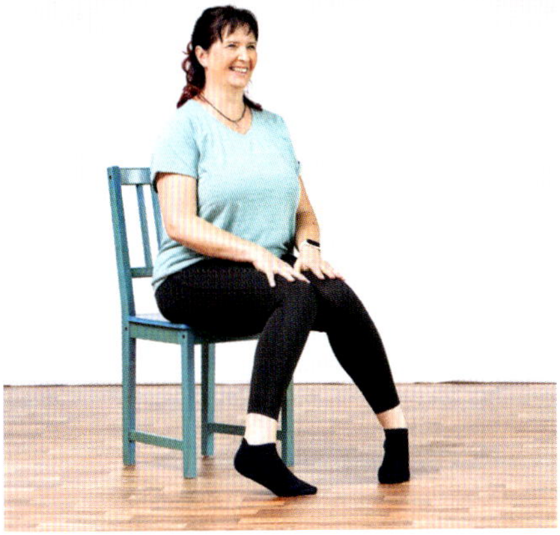

VARIANTE 4

Beide Fußspitzen anheben, nach außen drehen und wieder zurück in die Ausgangsposition bewegen. Danach beide Fersen anheben, nach außen drehen und wieder in die Ausgangsposition zurückführen.

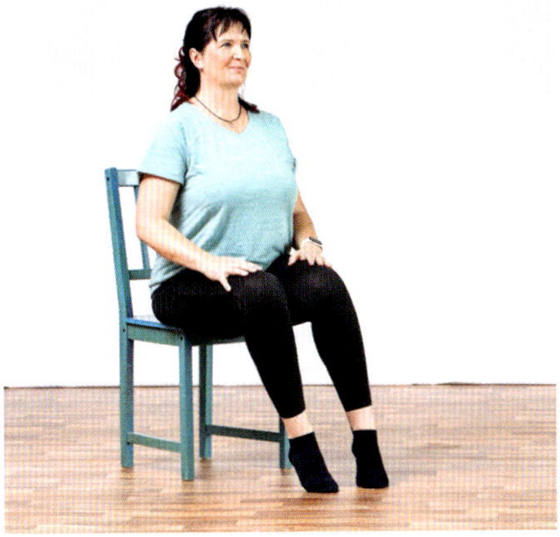

VARIANTE 5

Beide Fersen werden angehoben und gleichzeitig nach rechts bewegt, dann weiter abwechselnd parallel nach links und rechts, so als würde man „twisten".

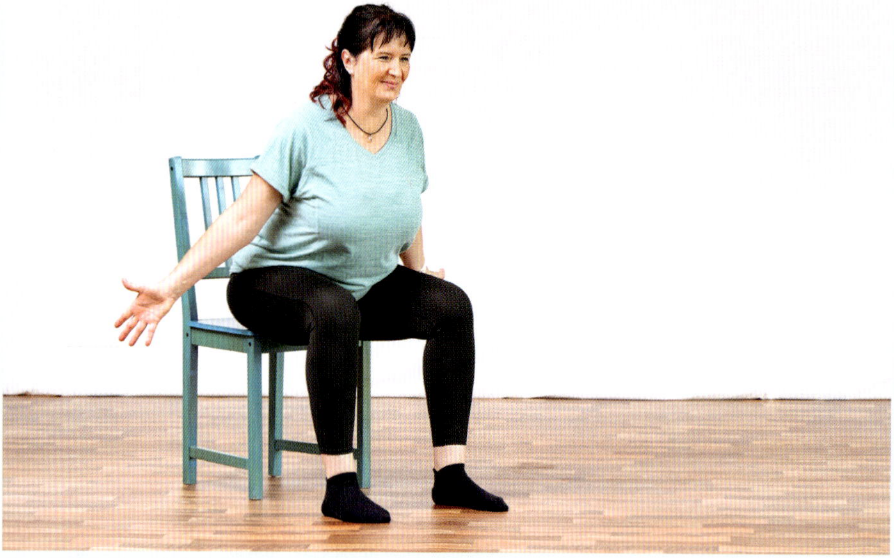

Mobilisation und Kräftigung des Rumpfs

Eine kräftige Rumpfmuskulatur ist für das selbstständige Bewegen im Alltag unabdingbar. Das Anheben und Tragen von Gegenständen, das Hinsetzen und Aufstehen, das Gehen und auch die Bewegungssicherheit im Allgemeinen werden durch eine kräftige Rumpfmuskulatur unterstützt.

Um eine aufrechte Körperhaltung einnehmen zu können, brauchen wir nicht nur eine gute Beweglichkeit in den Schultern, auch die Brustwirbelsäule muss aufgerichtet und beweglich sein.
So kann eine gestärkte Brustwirbelsäule unseren unteren Rücken entlasten und uns helfen, Rückenschmerzen zu vermeiden.

Rumpfbeugen

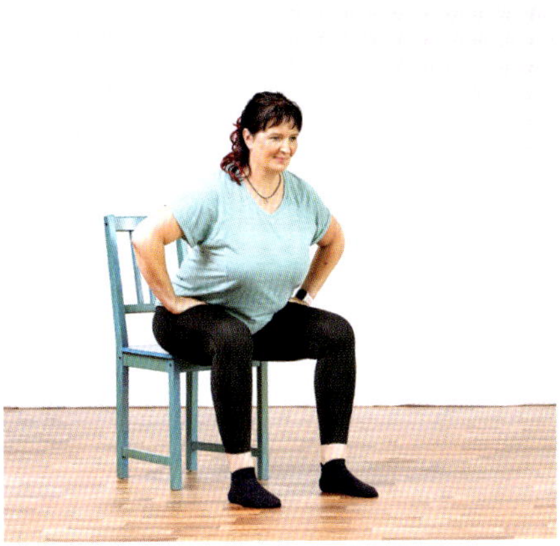

Die Hände stützen sich in der Taille ab. Der Oberkörper wird nun so weit nach vorn geführt, wie man es schafft, die aufgerichtete Position zu halten. Anschließend kommt man mit dem Oberkörper wieder zurück in die Ausgangsposition. Es werden 8 bis 12 Wiederholungen angestrebt.

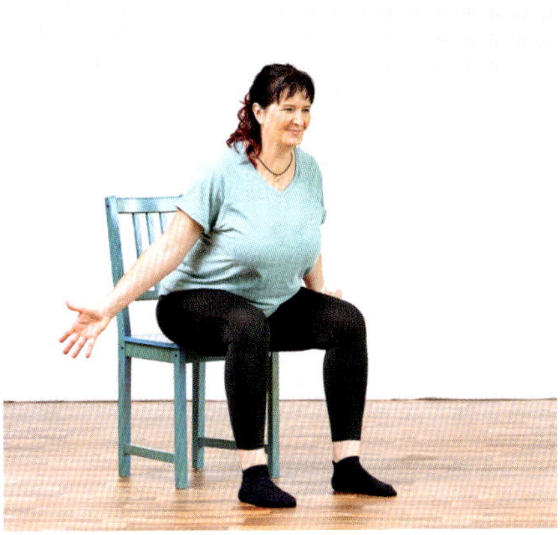

VARIANTE 1

Die Grundposition wird eingenommen. Die Arme befinden sich ausgestreckt neben dem Körper. Bei der Vorwärtsbewegung des Oberkörpers werden die Handflächen nach außen gedreht und die Schulterblätter aktiv Richtung Wirbelsäule gezogen.

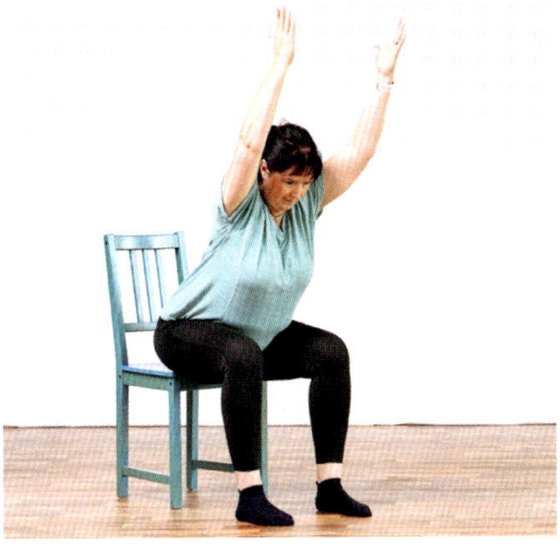

VARIANTE 2

Geübte können bei der Vorwärtsbewegung des Oberkörpers auch die Arme nach vorn oben anheben. Dabei wird die Rückenmuskulatur noch mehr gefordert.

Bei beiden Varianten werden ebenfalls 8 bis 12 Wiederholungen empfohlen.

Aufrichtung und Mobilisation der Brustwirbelsäule

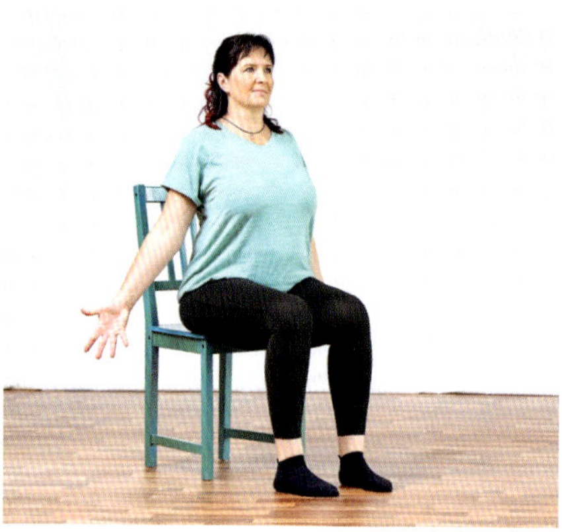

Die Arme befinden sich entspannt neben dem Körper. Ziehen Sie die Schulterblätter nach hinten unten und drehen Sie die Arme zusätzlich mit nach außen, sodass die Handflächen nach vorn zeigen. Die Spannung wird für einen kurzen Moment gehalten und anschließend wieder gelöst.

1

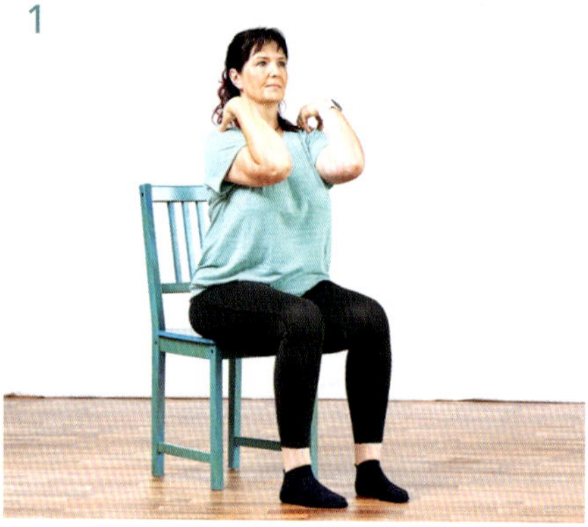

2

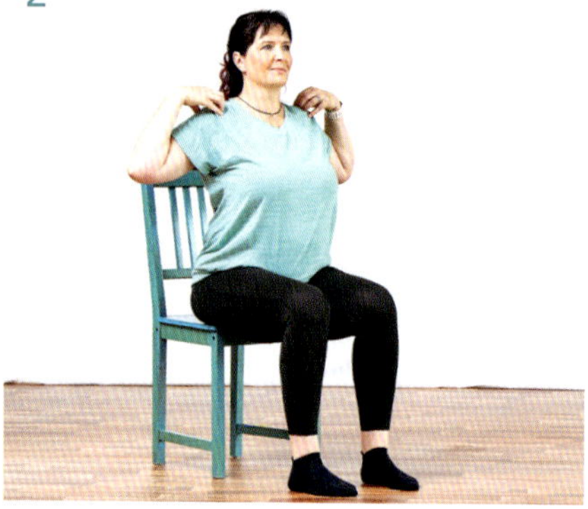

VARIANTE 1

1 Legen Sie die Fingerspitzen auf die Schultern, die Ellenbogen werden seitlich angehoben. Nun versuchen Sie, die Ellenbogen vorn so weit wie möglich zusammenzuführen. 2 Im Anschluss werden die Ellenbogen zurückbewegt – so, als ob man die Ellenbogen hinter dem Rücken zusammenführen möchte. Achten Sie darauf, dass die Schultern nach unten gezogen werden und der Blick geradeaus gerichtet ist. Die Endposition sollte für ca. 5 Sekunden gehalten werden.

Alle Übungen dieser Lektion sollten 8- bis 12-mal wiederholt werden. In einer kurzen Pause schwingen Sie die Arme und Schultern locker aus. Danach folgen 2 bis 3 weitere Durchgänge.

1

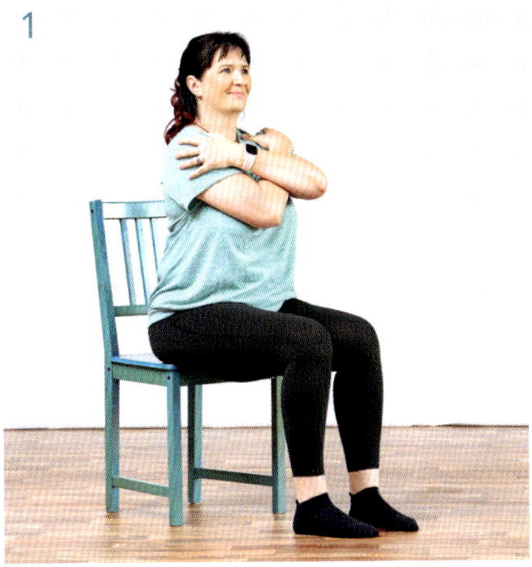

VARIANTE 2

1 Die Arme werden vor dem Oberkörper gekreuzt, sodass die Hände auf den gegenüberliegenden Schultern liegen („sich liebhaben").

2

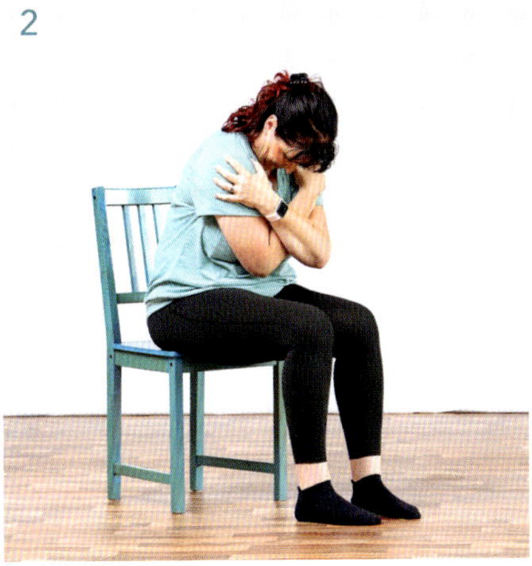

2 Der Kopf wird nach vorn „eingerollt" und die Schultern nach vorn gezogen, der Oberkörper neigt sich ebenfalls nach vorn – so weit, wie es sich für Sie gut anfühlt.

Als Mobilisationsübung sollten die Bewegungen fließend und dynamisch ausgeführt werden.

3

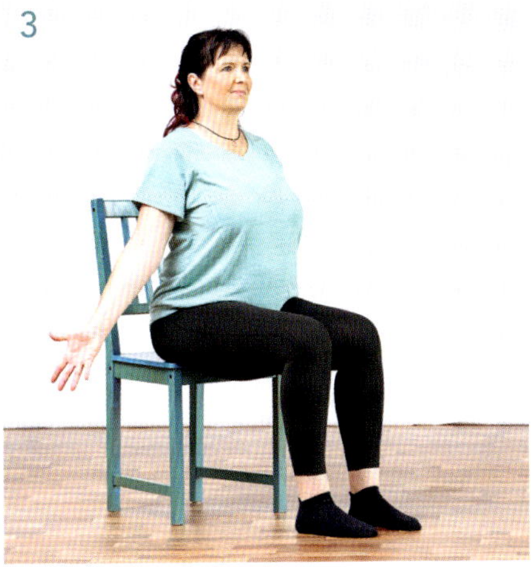

3 Im Anschluss rollt sich die Wirbelsäule langsam wieder auf, der Kopf hebt sich mit Blickrichtung nach vorn, die Schultern werden aktiv nach hinten unten gezogen, die Arme strecken sich neben dem Körper nach unten aus und die Handflächen drehen sich nach vorn.

Kräftigung der Bauchmuskulatur

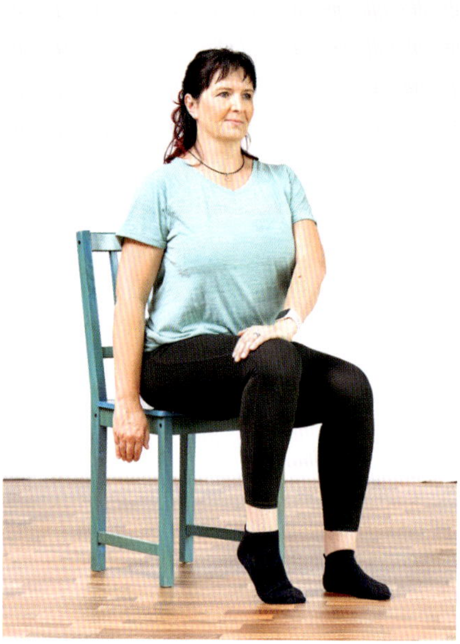

Die rechte Ferse wird vom Boden abgehoben und die linke Hand wird auf dem rechten Oberschenkel oberhalb des Knies abgelegt.
Die linke Hand drückt gegen den rechten Oberschenkel, so, als ob man den Oberschenkel herunterdrücken möchte. Die Ferse bleibt angehoben und das Bein hält dagegen. Die Spannung wird für etwa 10 Sekunden gehalten und dann wieder gelöst. Danach wird zur linken Seite gewechselt.
Wiederholen Sie jede Seite 8- bis 12-mal. Schütteln Sie danach Arme und Beine aus und versuchen Sie 2 bis 3 weitere Durchgänge.

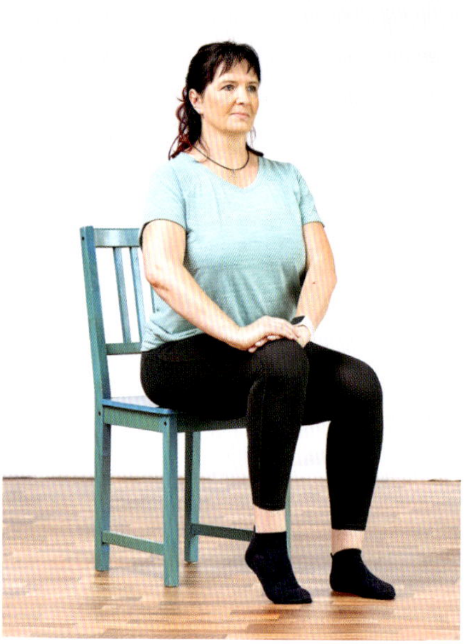

VARIANTE

Die Übung wird wie oben beschrieben ausgeführt. Jetzt liegen beide Hände übereinander auf dem Oberschenkel und versuchen, den Oberschenkel nach unten zu drücken.

Bei dieser Übung sollte darauf geachtet werden, dass die Schultern hinten unten bleiben.

Drehung der Wirbelsäule

1

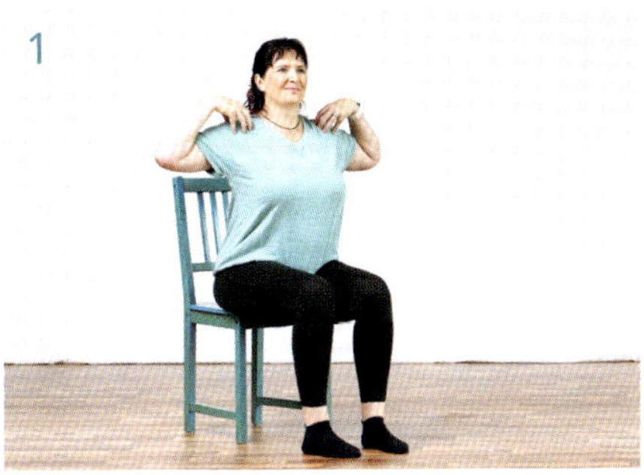

2

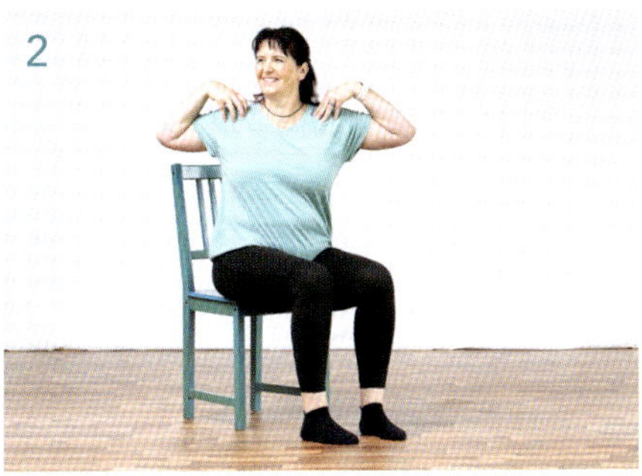

1 Legen Sie die Fingerspitzen auf die Schultern und heben Sie die Ellenbogen seitlich an. 2 Der Oberkörper wird nach rechts gedreht, der rechte Ellenbogen zieht nach hinten. Wenn es möglich ist, kann der Kopf mitgedreht werden. Dann geht es wieder zurück in die Ausgangsposition und die Bewegung beginnt zur linken Seite. Es wird empfohlen, die Übung zu beiden Seiten 8- bis 12-mal zu wiederholen.

Lassen Sie die Füße fest auf dem Boden stehen und drehen Sie die Knie nicht mit.

1

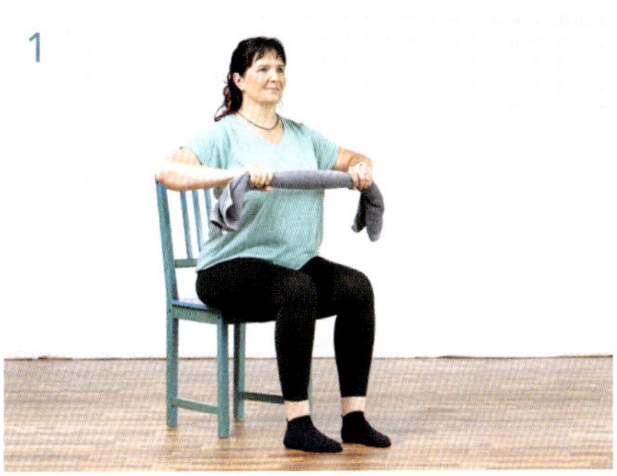

2

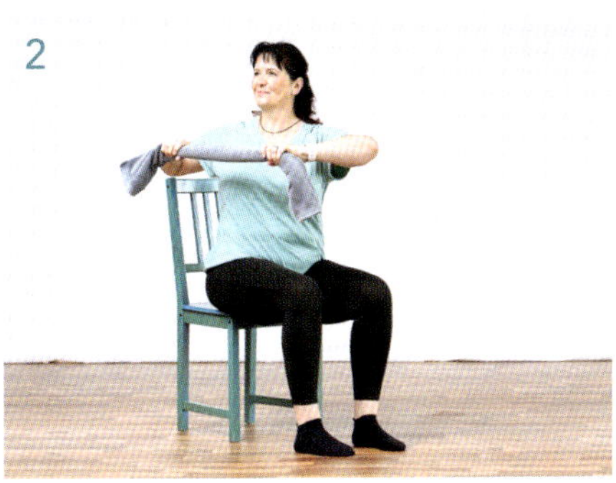

VARIANTE

Für diese Übung wird ein kleines Handtuch benötigt.

1 Halten Sie das längs zusammengerollte Handtuch mit beiden Händen schulterbreit etwa in Brusthöhe vor dem Körper. Die Arme sind im Ellenbogen gebeugt und das Handtuch ist gespannt. 2 Der Oberkörper wird so weit wie möglich nach rechts gedreht, der Kopf dreht mit. Dann wird der Oberkörper wieder in die Mittelposition zurückgeführt. Die Bewegung wird nun genauso zur linken Seite ausgeführt. Die Übung sollte zu jeder Seite 8- bis 12-mal wiederholt werden.

„Katze und Kuh"

1

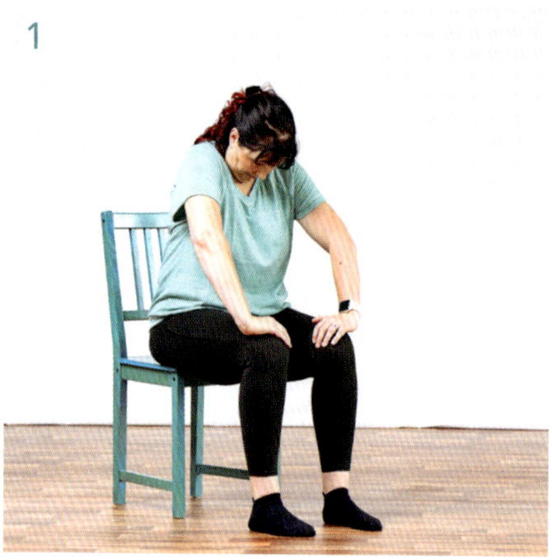

1 Die Arme stützen sich auf den Oberschenkeln ab, der Oberkörper ist leicht nach vorn geneigt und der Kopf hängt locker nach unten.

Führt man den Wechsel zwischen „Katzenbuckel" und „Kuhrücken" dynamischer durch, kann diese Übung sehr gut Teil einer Aufwärmphase sein.

2

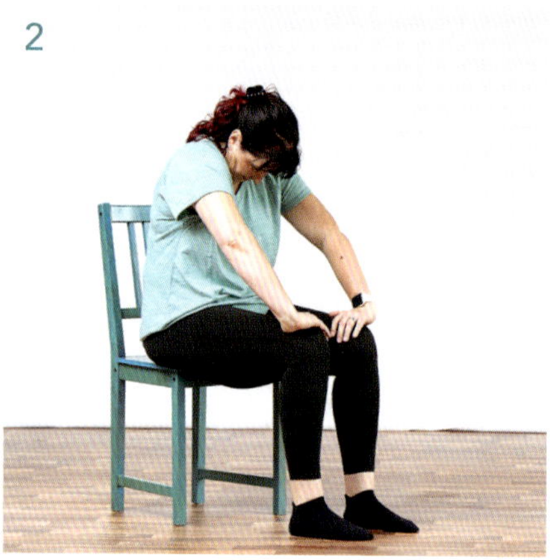

2 Drücken Sie nun die Hände fest auf die Oberschenkel, die Arme strecken sich dabei, der obere Rücken wird rund wie bei einem „Katzenbuckel" und das Kinn schiebt sich zur Brust.

3

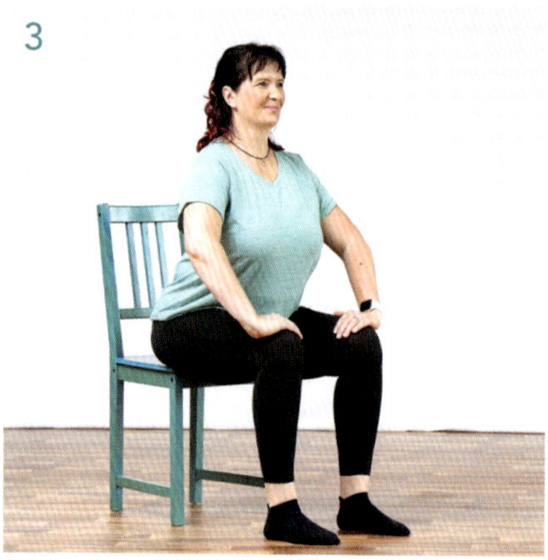

3 Es folgt der Wechsel in den „Kuhrücken". Der Rücken wird durchgestreckt und der Kopf hebt sich. Die Schultern werden aktiv nach unten und nach hinten zur Wirbelsäule gezogen.
Diese Übung wird ca. 10- bis 15-mal wiederholt.

Seitneigen

1

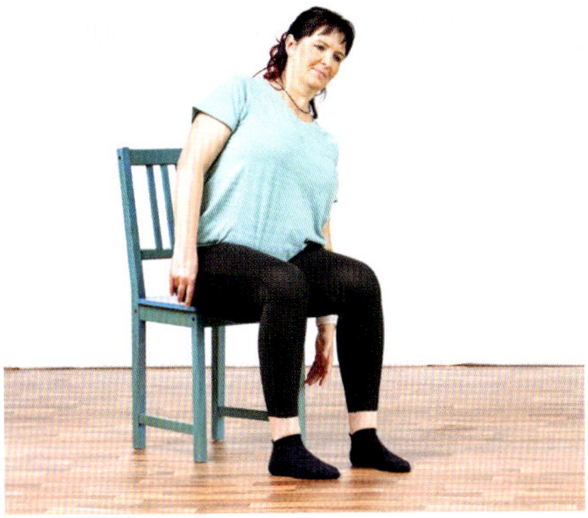

2

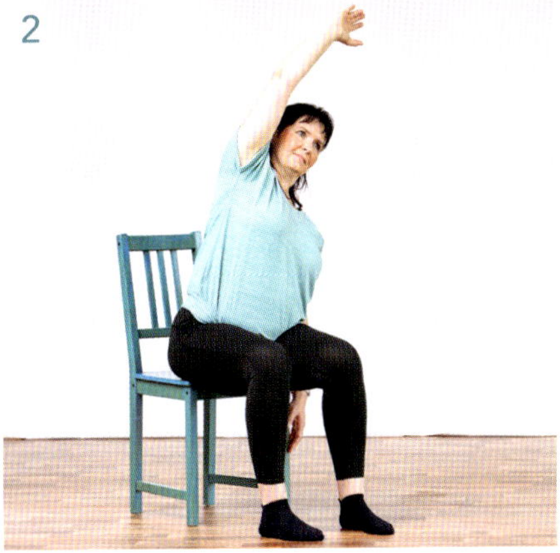

1 Der Oberkörper wird nach links und anschließend nach rechts geneigt. Dann wird er wieder zurück in die Ausgangsposition geführt. 2 Um die Bewegung zu erweitern, kann man beim Neigen nach links den rechten Arm über den Kopf heben und mitführen. Beim Neigen nach rechts wird der linke Arm über den Kopf gehoben und mitgeführt.
Man kräftigt die seitliche Rumpfmuskulatur, indem man 8 bis 12 Wiederholungen pro Seite langsam und kontrolliert durchführt und anschließend die Seite wechselt.

Arbeitet man in dieser Bewegung eher dynamisch und federnd, liegt der Schwerpunkt auf der Verbesserung der Beweglichkeit. Probieren Sie es nach Ihren persönlichen Möglichkeiten aus.

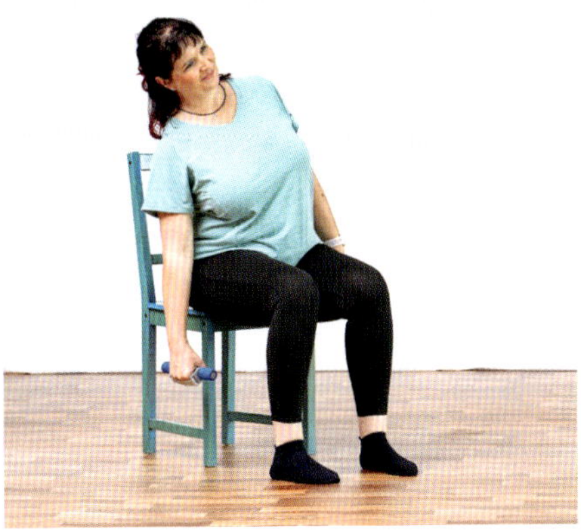

VARIANTE KRAFT

Sie benötigen zwei leichte Hanteln oder kleine Wasserflaschen.

Beim Üben mit Gewichten bleiben die Arme seitlich vom Körper hängen und werden nicht über den Kopf gehoben. Die Übung wird auf jeder Seite 8- bis 12-mal wiederholt. Nach einer kurzen Pause schließen sich 2 bis 3 weitere Durchgänge an.

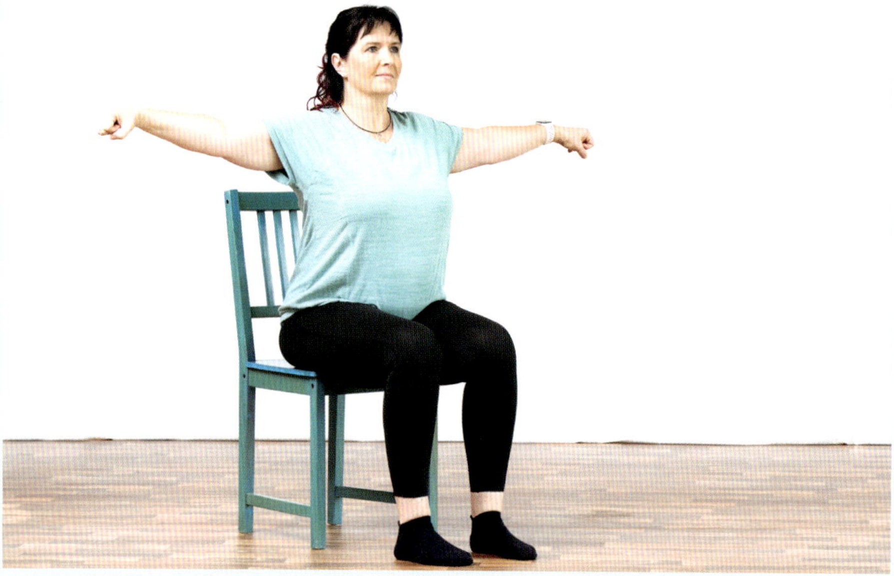

Mobilisation und Kräftigung des Schultergürtels und der Arme

Mit all seinen Muskeln, Bändern und Sehnen ist das Schultergelenk sehr komplex und bietet zusammen mit unseren Armen einen großen Bewegungsspielraum, den wir im Alltag nahezu selbstverständlich einsetzen: Wir holen beispielsweise Bücher aus dem hohen Regal, hängen Wäsche auf, streifen uns einen Pullover über und ziehen die Hose hoch. Deshalb ist eine gute Beweglichkeit der Schultern und Arme besonders wichtig.

Denn die Kehrseite unseres Schulterkomplexes ist, dass er auch besonders anfällig für Schmerzen ist und schnell an Beweglichkeit verliert, sobald wir ihn nicht regelmäßig aktivieren und sinnvoll beanspruchen. Damit wir dauerhaft ohne Schmerzen und aktiv bleiben können, sollten unsere Schultergelenke in alle Richtungen trainiert werden.

Abspreizen der Arme

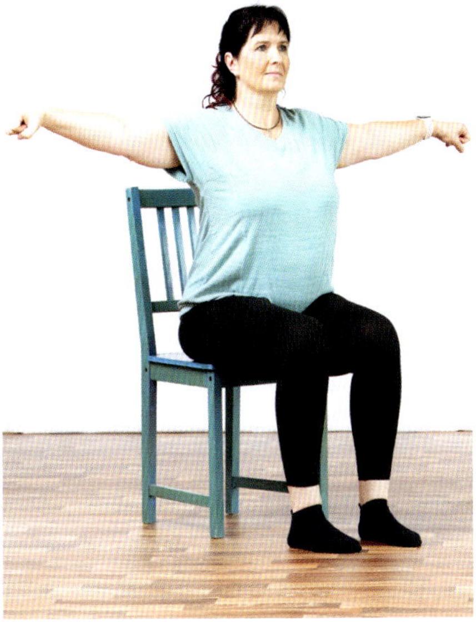

Der Bauch wird aktiv angespannt und die Arme werden gleichzeitig nach außen angehoben. Die Hände sind dabei zu lockeren Fäusten geballt, die Handrücken zeigen nach oben. Sobald sich die Hände auf Schulterhöhe befinden, lässt man die Arme wieder langsam in die Ausgangsposition sinken. Wiederholen Sie die Übung 8- bis 12-mal für 2 bis 3 Durchgänge und lockern Sie nach jedem Durchgang Schultern und Arme aus.

Die Arme sind während der Bewegung weitestgehend gestreckt. Sollte dies zu schwierig sein, können Sie die Ellenbogen auch leicht beugen

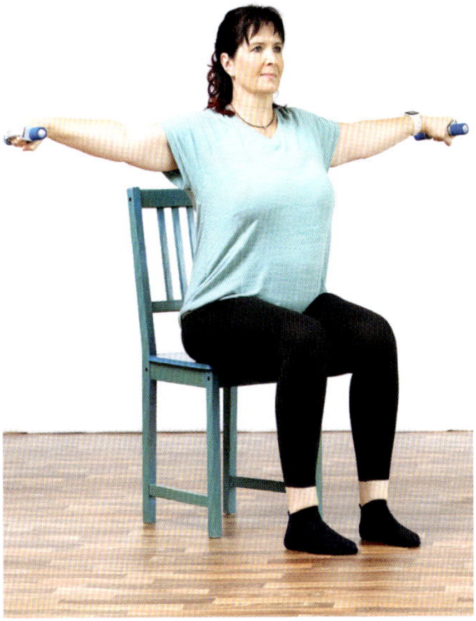

VARIANTE KRAFT

Sie benötigen zwei leichte Hanteln oder kleine Wasserflaschen.

Halten Sie in jeder Hand eine leichte Hantel. Die Übung wird wie oben beschrieben ausgeführt. Die seitlich ausgestreckten Arme werden ca. 10 Sekunden lang gehalten. Empfehlenswert sind 5 bis 8 Wiederholungen in 2 bis 3 Durchgängen. Schütteln Sie nach jedem Durchgang Schultern und Arme aus.

Frontheben

Für diese Übung wird ein kleines Handtuch benötigt.

1

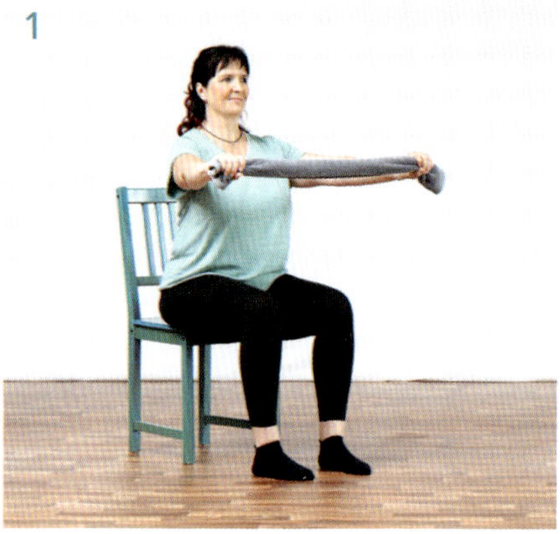

1 Das Handtuch wird längs zusammengerollt und mit beiden Händen an den Enden festgehalten, die Arme werden nach vorn ausgestreckt.

Sie können die Intensität steigern, indem Sie die Hände nach außen ziehen und so mehr Zug auf das Handtuch bringen.

2

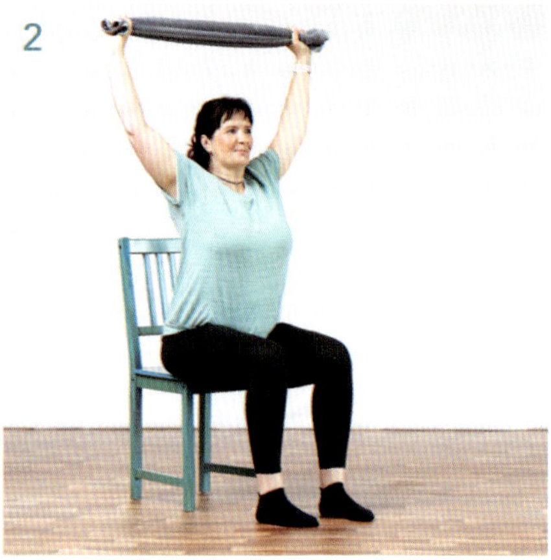

2 Heben Sie die Arme und bewegen Sie sie so weit wie möglich über den Kopf. Danach führen Sie die Arme wieder zurück in die Ausgangsposition. Die Übung sollte 8- bis 12-mal wiederholt werden. Machen Sie dann eine kleine Pause und schütteln Sie die Arme locker aus. Versuchen Sie 2 bis 3 Durchgänge.

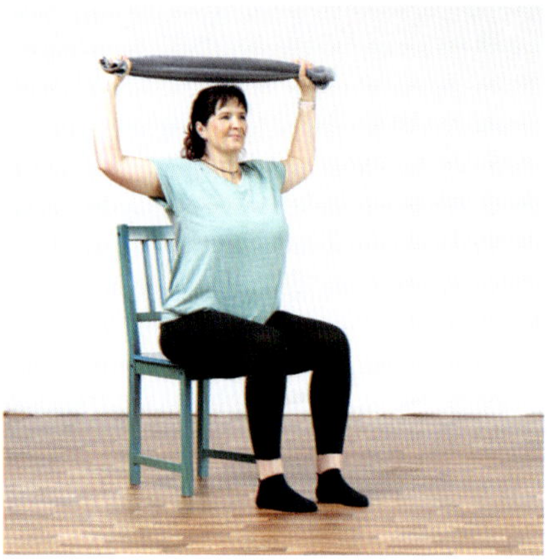

VARIANTE

Die Arme werden wie oben beschrieben angehoben. Dann wird das Handtuch Richtung Scheitel herangezogen, d.h., die Arme werden im Ellenbogen gebeugt. Anschließend werden die Arme wieder nach oben gestreckt und in die Ausgangsposition zurückgeführt. Wiederholen Sie die Übung 8- bis 12-mal für 2 bis 3 Durchgänge.

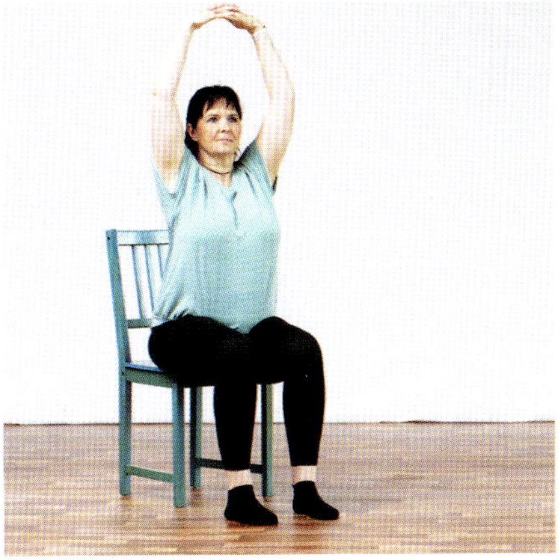

Statt ein Handtuch zu verwenden, können Sie die Übung auch durchführen, indem sie die Finger ihrer Hände ineinander verschränken.

Durch das Anspannen der Bauchmuskulatur wird ein Ausweichen des Oberkörpers nach hinten verhindert.

1

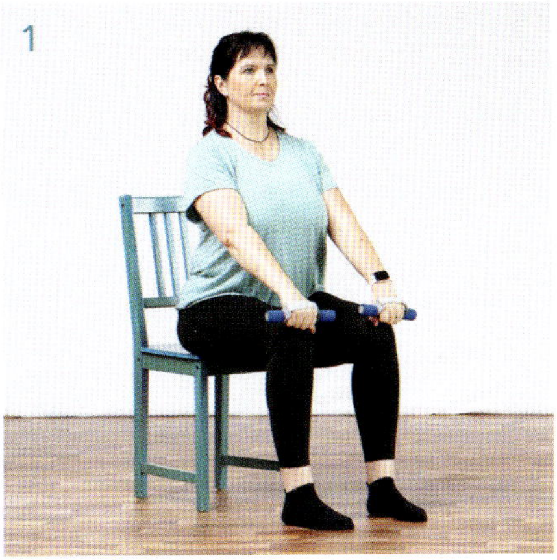

VARIANTE KRAFT

Sie benötigen zwei leichte Hanteln oder kleine Wasserflaschen.

1 In jeder Hand wird eine Hantel gehalten, die Handrücken zeigen dabei nach oben. Die Arme werden nach vorn ausgestreckt.

2

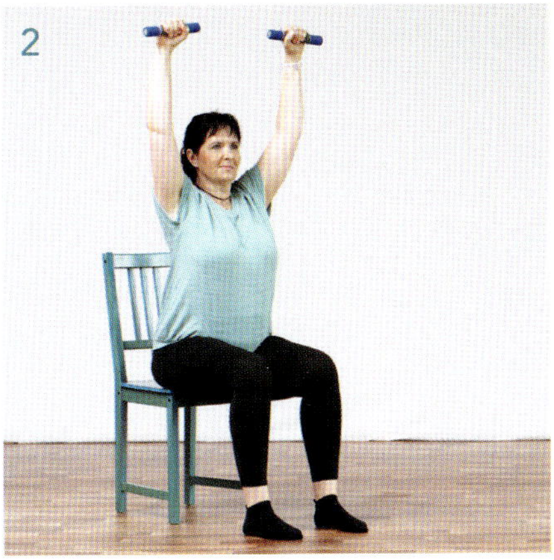

2 Beide Arme werden nun gestreckt nach oben angehoben und so weit wie möglich über den Kopf bewegt. Danach werden die Arme wieder in die Ausgangsposition zurückgeführt. Die Übung sollte 8- bis 12-mal wiederholt und davon 2 bis 3 Durchgänge absolviert werden.

Ruderzug

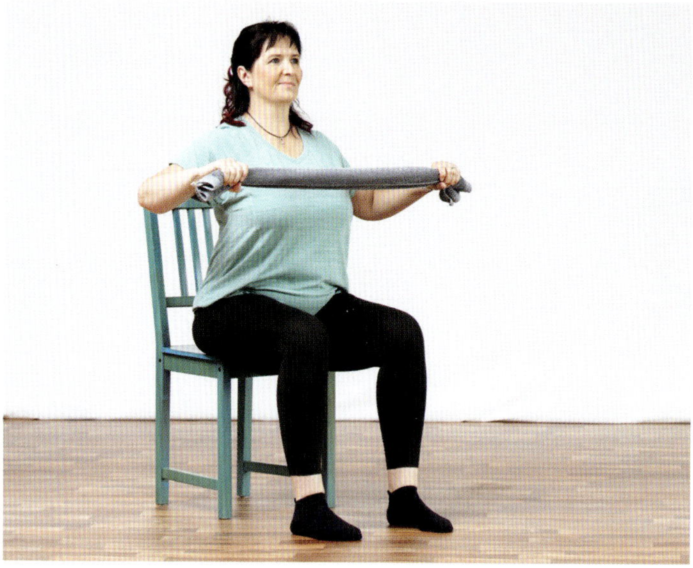

Für diese Übung wird ein kleines Handtuch benötigt.

Das Handtuch ist längs zusammengerollt und wird mit beiden Händen an den Enden festgehalten.
Die Arme werden nach vorn ausgestreckt, sodass sich das Handtuch etwa in Brusthöhe befindet.
Die Hände ziehen das Handtuch leicht auseinander und halten die Spannung während der gesamten Übung.
Das Handtuch wird Richtung Brustkorb gezogen, indem man die Arme im Ellenbogen beugt und die Schulterblätter aktiv nach hinten zieht.
Die Arme werden wieder gestreckt und gehen in die Ausgangsposition zurück.
Wiederholen Sie die Bewegungen 8- bis 12-mal. Danach lockern Sie die Arme und Schultern, z.B. durch Pendeln oder Schulterkreisen. Je nach Fitness können Sie 2 bis 3 Durchgänge machen.

Spannen Sie bei dieser Übung aktiv die Bauchmuskeln an. So verhindern Sie, dass Sie ins Hohlkreuz fallen.

1

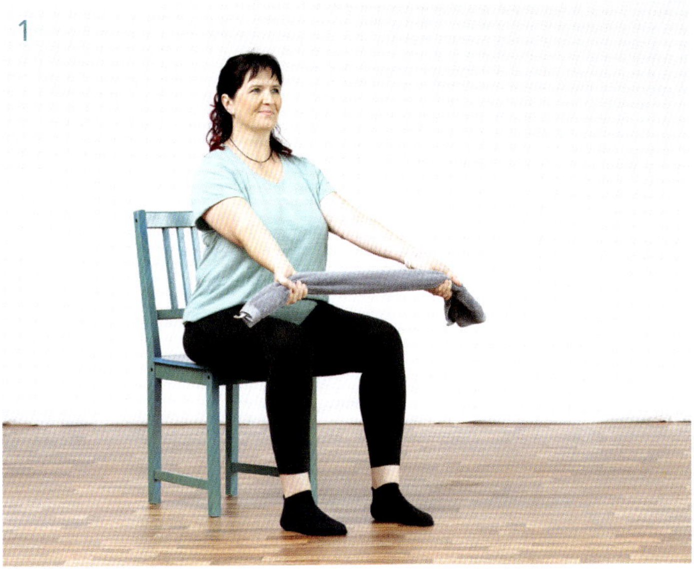

VARIANTE 1

1 Die Hände greifen von unten an das Handtuch, im sogenannten Untergriff, d.h., die Handflächen zeigen nach oben. Die Bewegungen werden genauso ausgeführt wie in der Grundübung beschrieben. Durch den Untergriff erreicht man eine zusätzliche Rotation (Drehung) im Ellenbogen- und Schultergelenk.

Achten Sie darauf, während der gesamten Übung das Handtuch gespannt zu halten. Es soll nicht durchhängen.

VARIANTE KRAFT

Die Bewegung wird wie anfangs beschrieben ausgeführt, und am Ende der Bewegung wird das Handtuch ganz bewusst auf Spannung gebracht, als ob man es auseinanderziehen möchte. Halten Sie die Spannung 10 bis 15 Sekunden lang. Die Übung sollte jeweils 8- bis 12-mal wiederholt werden.
Genauso können Sie diese Übung auch im Untergriff durchführen.

Rückwärtsstreckung der Arme

Für diese Übung wird ein kleines Handtuch benötigt.

1
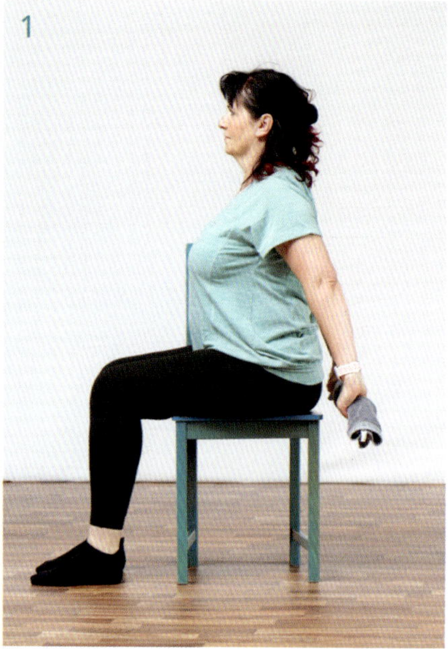

2
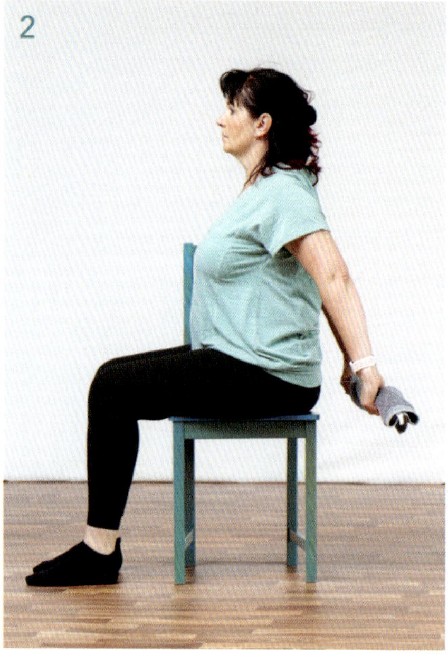

1 Das Handtuch ist zusammengerollt und wird mit beiden Händen hinter dem Rücken an den Enden festgehalten. Die Handrücken zeigen dabei nach vorn. Beide Hände ziehen das Handtuch leicht auseinander. 2 Das Handtuch wird nun mit gestreckten Armen nach hinten vom Körper wegbewegt. Dabei ist darauf zu achten, dass der Oberkörper aufgerichtet bleibt. Halten Sie die Spannung ca. 5 Sekunden lang. Führen Sie die Arme dann wieder an den Körper heran.
Versuchen Sie 8 bis 12 Wiederholungen.

VARIANTE KRAFT

Das Handtuch wird mit beiden Händen hinter dem Rücken festgehalten – mit wenigen Zentimetern Abstand vom Körper. Ziehen Sie das Handtuch nun fest auseinander. Dabei sind die Arme gestreckt, der Oberkörper bleibt aufgerichtet. Halten Sie die Spannung ca. 10 Sekunden lang und lassen Sie dann wieder locker.
8 bis 12 Wiederholungen sind empfehlenswert.

Beugung im Ellenbogengelenk (Bizepstraining)

1

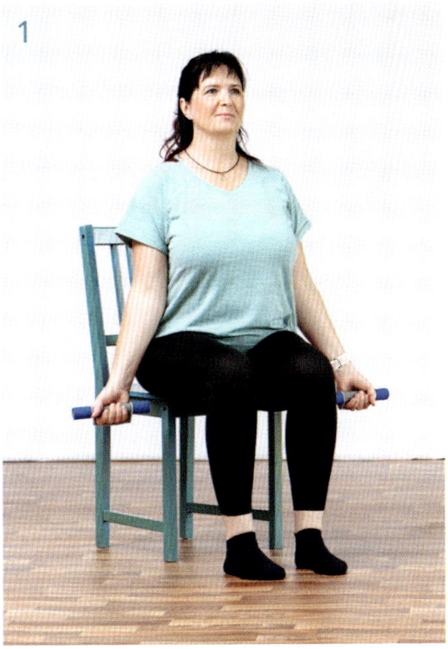

2

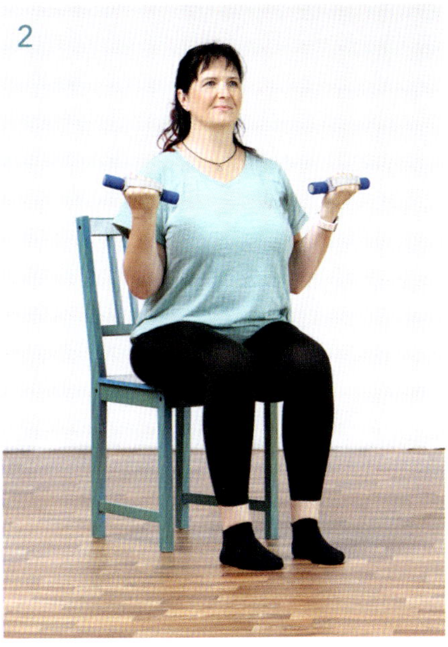

Sie benötigen zwei leichte Hanteln oder kleine Wasserflaschen.

1 Nehmen Sie in jede Hand eine leichte Hantel. Lassen Sie die Arme seitlich neben dem Körper hängen, die Handflächen zeigen nach vorn.
2 Die Arme werden nun im Ellenbogen gebeugt und die Hände mit den Gewichten langsam nach oben zu den Schultern geführt. Anschließend werden die Arme wieder gestreckt. Achten Sie darauf, dass die Ellenbogen immer am Körper bleiben.

Je nach Gewicht kann die Anzahl der Wiederholungen variieren. Werden schwerere Gewichte gewählt, empfehlen wir 8 bis 12 Wiederholungen pro Durchgang.
Bei der Übungsdurchführung ohne Gewichte oder mit leichten Gewichten kann man die Wiederholungszahl auf 20 erhöhen.

2 bis 3 Durchgänge sind zu empfehlen. Nach jedem Durchgang sollten die Arme und Schultern gut ausgeschüttelt werden.

Diese Bewegung können Sie mit beiden Armen gleichzeitig oder abwechselnd ausführen.

Trizepsstütz

Bei dieser Übung wird ein Stuhl mit seitlichen Armlehnen benötigt.

1

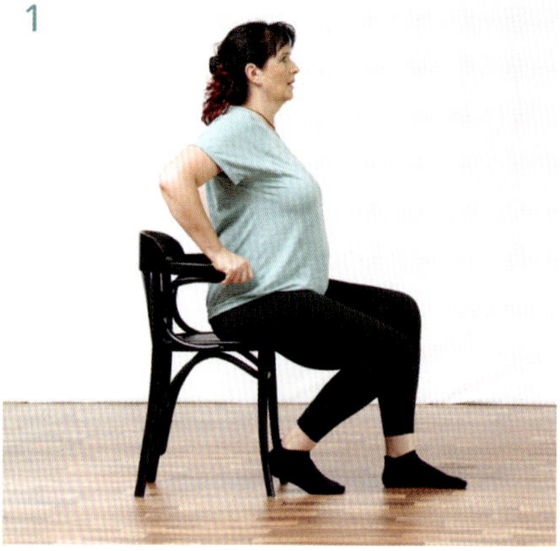

1 Für einen leichteren Einstieg können die Füße in Schrittstellung aufgestellt werden. Die Hände umfassen links und rechts die Armlehnen, die Ellenbogen sind gebeugt.

Die Schrittstellung sollte nach jedem Durchgang gewechselt werden, sodass mal der linke Fuß und mal der rechte Fuß vorn steht.

2

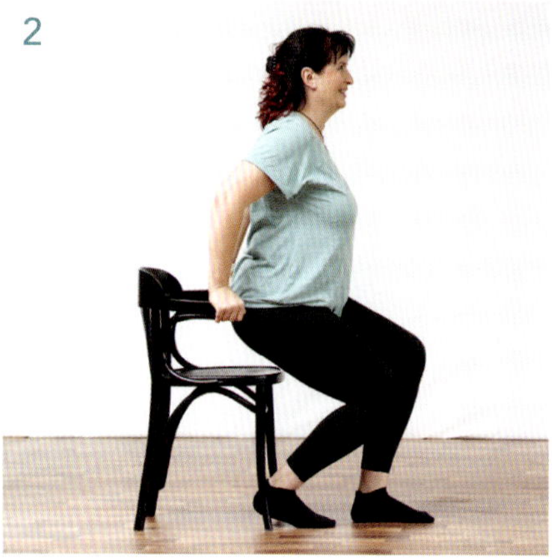

2 Man lehnt den Oberkörper nun leicht nach vorn und drückt sich über die Arme nach oben, sodass das Gesäß von der Sitzfläche abhebt.

3

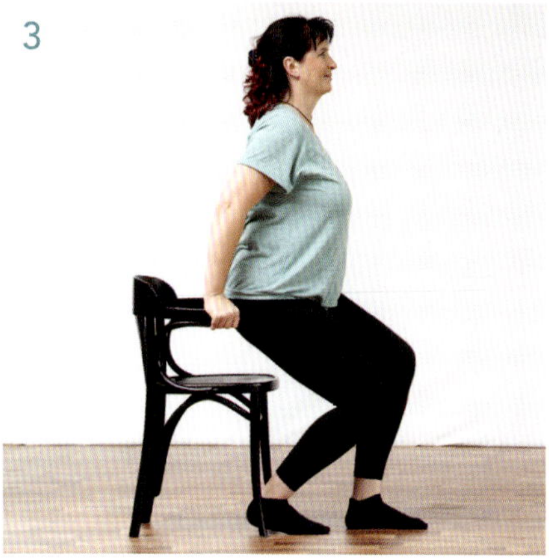

3 Die Aufwärtsbewegung ist dann beendet, wenn die Ellenbogengelenke gestreckt sind. Anschließend senkt man sich wieder langsam auf die Sitzfläche ab, wobei der Rücken möglichst aufgerichtet bleibt und man sich nicht gegen die Rückenlehne fallen lässt. Diese Bewegung kann 8- bis 12-mal wiederholt werden, bevor eine Pause gemacht wird. 2 bis 3 Durchgänge werden empfohlen.

Schulterheben

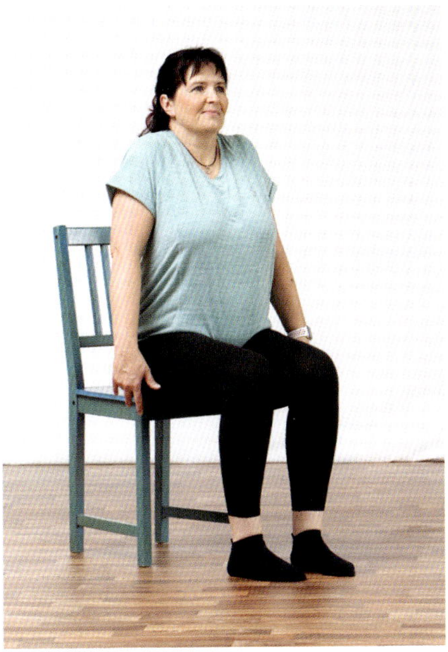

Die Arme hängen locker seitlich neben dem Körper. Die Schultern werden nun so weit wie möglich nach oben gezogen, ohne dass man die aufgerichtete Position aufgibt. Anschließend führt man die Schultern kontrolliert wieder nach unten. Diese Bewegung kann 8- bis 12-mal wiederholt werden, dann wird eine Pause zum Ausschütteln von Schultern und Armen gemacht. 2 bis 3 Durchgänge werden empfohlen.

Diese Beweglichkeitsübung eignet sich auch sehr gut zum Aufwärmen.

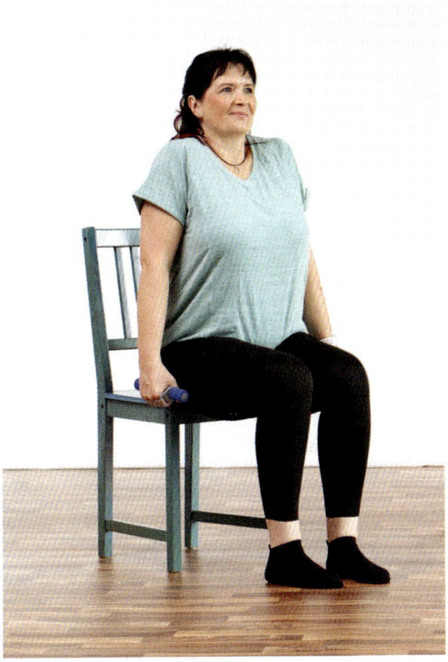

VARIANTE KRAFT

Sie benötigen zwei leichte Hanteln oder kleine Wasserflaschen.

Bei einer Ausführung mit kleinen Gewichten dient diese Übung zur Kräftigung der Schulter-Nacken-Muskulatur und sollte ebenfalls 8- bis 12-mal pro Durchgang ausgeführt werden. 2 bis 3 Durchgänge werden auch hier empfohlen.

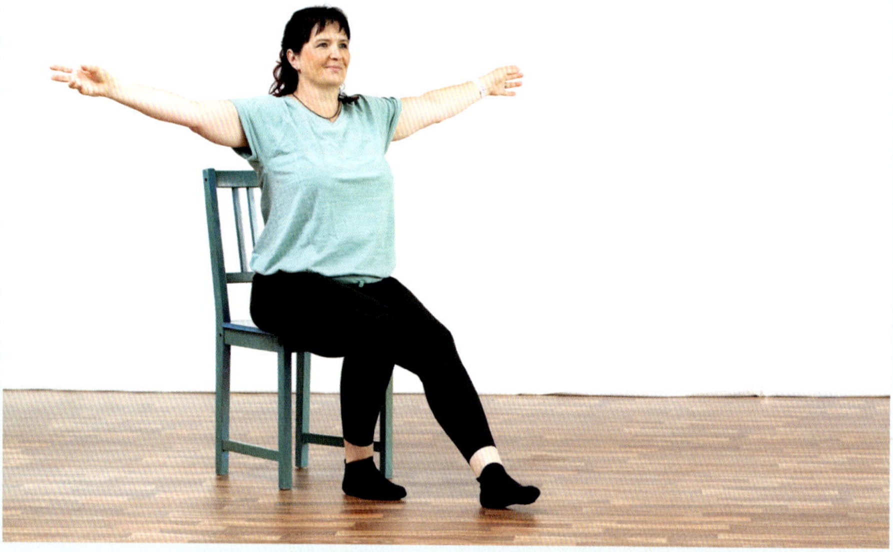

Koordinationsübungen

Nicht nur die körperliche, auch die geistige Fitness darf im Alter nicht fehlen!
Koordinationsübungen im Sitzen schulen komplexe Bewegungsabläufe und erfordern ein hohes Maß an Konzentration. Hierbei ist das Zusammenspiel von Muskulatur, Gehirn und unseren Sinnesorganen enorm wichtig.
Die folgenden Übungen trainieren die koordinativen Fähigkeiten wie z.B. die Reaktionsfähigkeit und die Rhythmisierungsfähigkeit.

Bei den Koordinationsübungen empfehlen wir, die Übungsdauer so zu wählen, dass man ausreichend Zeit hat, um sich an die ungewohnten und zum Teil komplexen Bewegungsabläufe zu gewöhnen. Erst wenn Sie die Grundübung beherrschen, sollten Sie zu den Varianten übergehen. Dies gelingt oft schneller, als man denkt. Koordinationsübungen zeichnen sich nämlich auch durch eine vergleichsweise schnelle Erfolgsquote und jede Menge Spaß aus.

Hampelmann im Sitzen

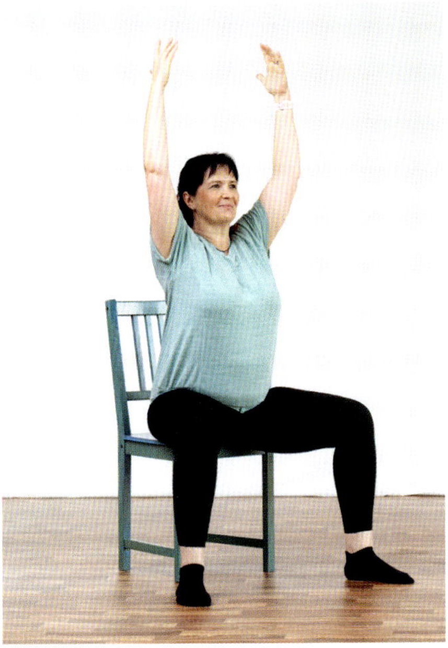

Stellen Sie nacheinander erst das rechte, dann das linke Bein nach außen. Währenddessen führen Sie beide Arme über die Seite nach oben.
Anschließend wird erst das rechte Bein, dann das linke Bein wieder zur Mitte hingeführt und Sie lassen gleichzeitig die Arme wieder über die Seite neben den Körper sinken. Wiederholen Sie diesen Bewegungsablauf 8- bis 12-mal. Nach einer kleinen Pause zum Ausschütteln der Schultern und Arme können Sie 2 bis 3 weitere Durchgänge anschließen.

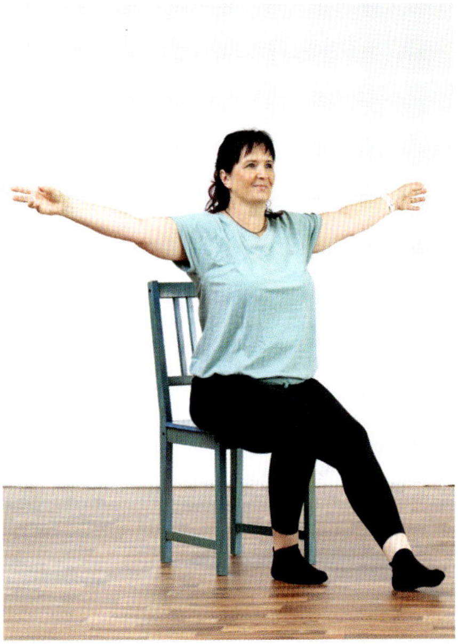

VARIANTE

Die Grundübung wird wie oben beschrieben durchgeführt. Die Beinbewegung wird dabei aber nach vorn bzw. nach hinten ausgeführt anstatt nach außen und innen.

Sie können diese Übung intensiver gestalten, indem Sie beide Beine gleichzeitig auseinander- und dann wieder zusammenführen.

„Hand und Faust“

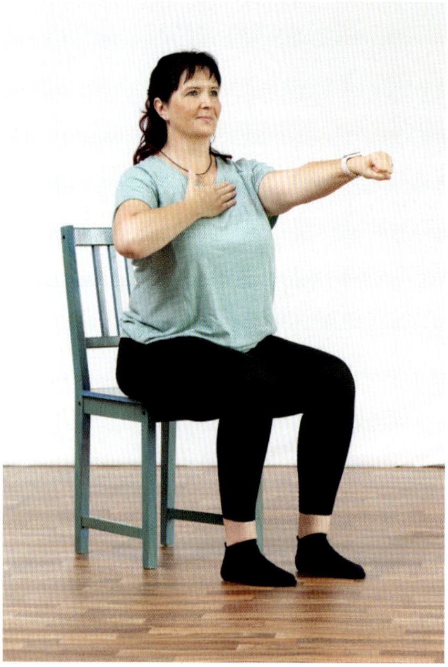

Die rechte Handfläche wird flach auf das Brustbein gelegt und die linke Hand wird als Faust mit dem Handrücken nach oben nach vorn ausgestreckt. Anschließend wechseln die Arme, sodass nun die linke Handfläche auf dem Brustbein liegt und die rechte Hand zur Faust geballt nach vorn gestreckt wird.
Üben Sie diesen Bewegungsablauf 2 bis 3 Minuten lang. Schütteln Sie zwischendurch die Arme aus.

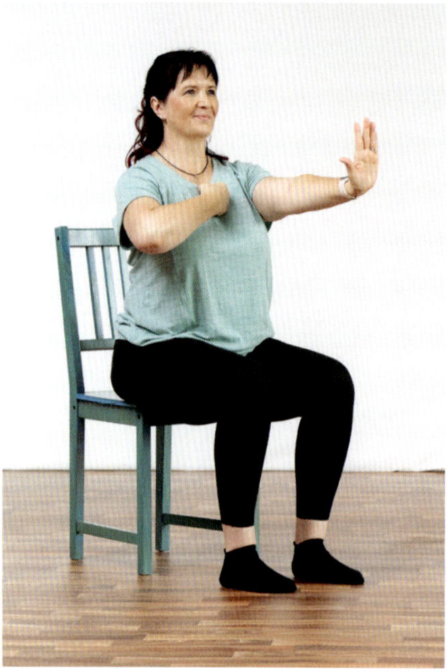

VARIANTE

Die rechte Hand wird zur Faust geballt und ans Brustbein gelegt, während die linke Hand nach vorn ausgestreckt wird und die Handfläche nach vorn zeigt. Anschließend wechseln die Arme.
Dieser Bewegungsablauf wird ebenfalls 2 bis 3 Minuten lang geübt. Lockern Sie zwischendurch die Arme.

Armkoordination

1

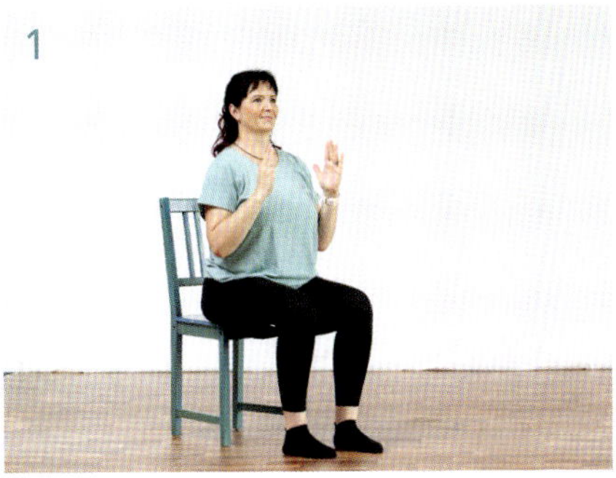

2

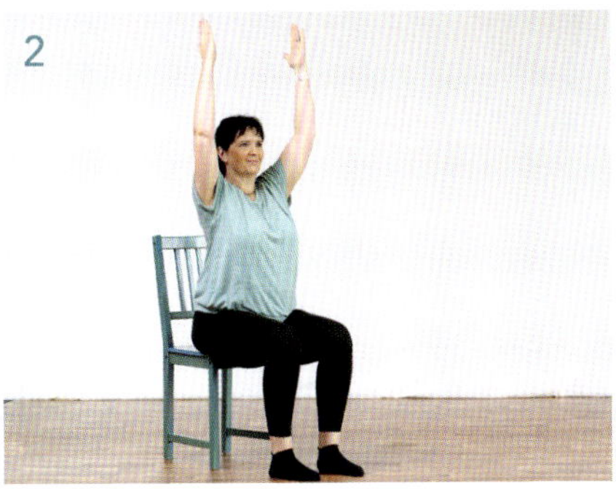

3

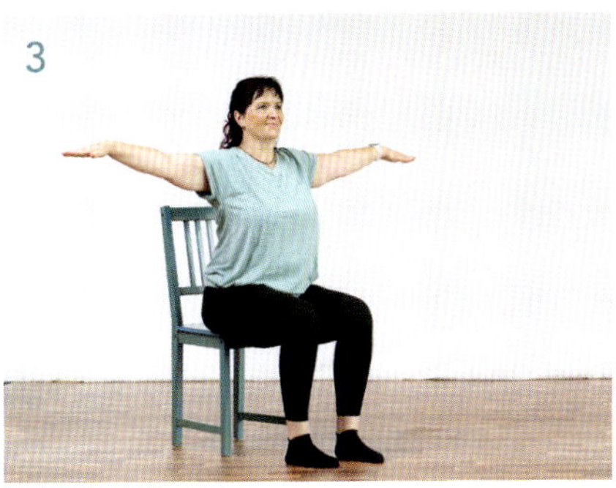

4

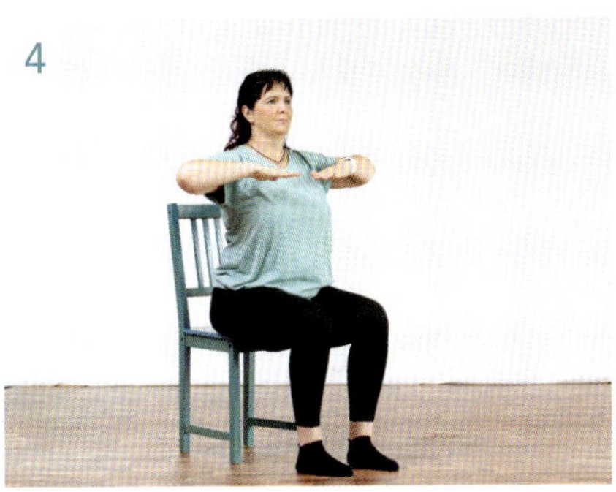

1 Die Arme werden im Ellenbogen angewinkelt und die Handflächen zeigen zueinander. 2 Nun werden beide Arme nach oben ausgestreckt und 3 anschließend zur Seite nach außen bewegt, die Handflächen zeigen nach unten. 4 Zum Schluss werden beide Arme im Ellenbogen angewinkelt, die Daumen zeigen Richtung Schultern.

Dieser Bewegungsablauf („beugen, strecken, seit und ran") wird mehrmals wiederholt, empfehlenswert sind 10- bis 15-mal. Je nach Fitness können 2 bis 3 Durchgänge absolviert werden. Zwischendurch die Hände und Schultern gut ausschütteln.

Um die Übung abwechslungsreicher zu gestalten, kann das Tempo gesteigert werden. Oder der Bewegungsablauf kann in entgegengesetzter Reihenfolge ausgeführt werden.

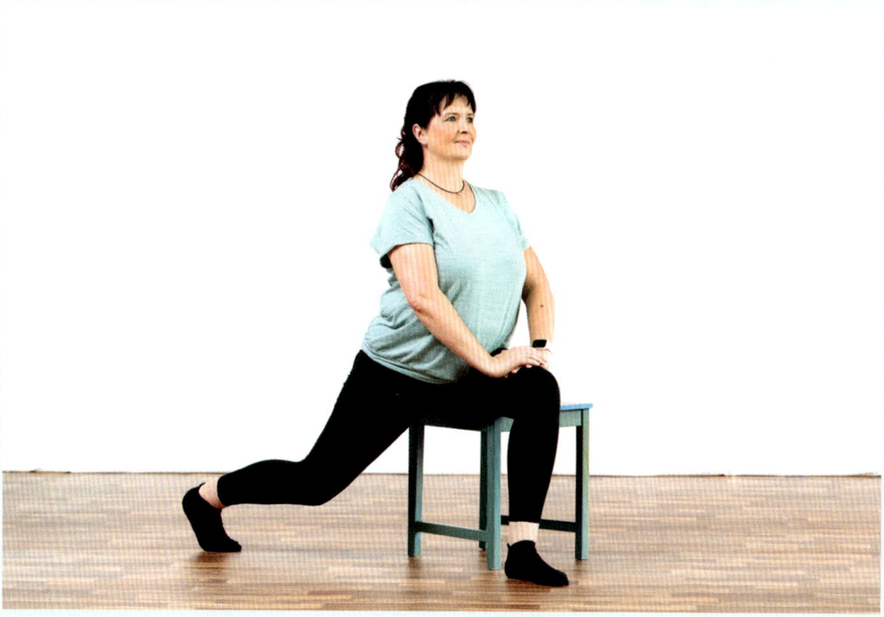

Dehnübungen

Dehnübungen sind bei sportlichen Betätigungen sinnvoll – aber auch als kleine Übungseinheit zwischendurch, da sie die Flexibilität von Muskeln, Sehnen und Bändern bewahren, womit die Beweglichkeit von Gelenken verbessert wird. Dehnen kann außerdem dazu beitragen, Verspannungen zu lösen.

Folgendes ist vor allen Dehnübungen zu beachten:

- Ein aufgewärmter Körper ist wichtig, um Verletzungen vorzubeugen. Wärmen Sie sich deshalb vor dem Dehnen immer auf.
- Gehen Sie sanft und niemals ruckartig in die Dehnung hinein.
- Atmen Sie während der Dehnübungen ruhig und gleichmäßig weiter.
- Halten Sie die Dehnung für 30 bis 60 Sekunden.

Seitliche Rumpfmuskulatur

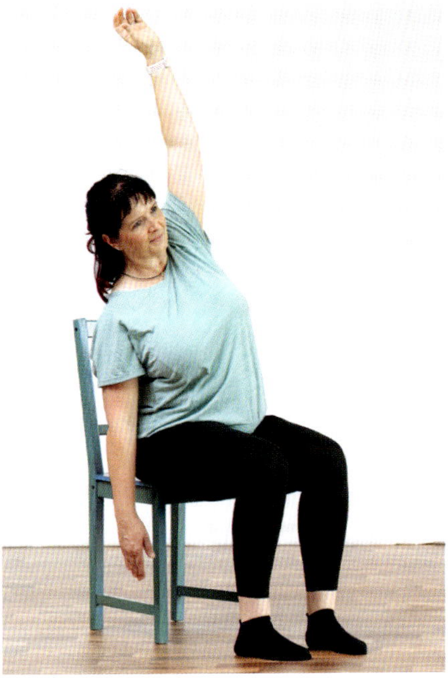

Die Arme sollten zunächst neben dem Körper hängen. Bei der Dehnung der linken Rumpfseite wird nun der linke Arm über den Kopf gehoben und der Oberkörper nach rechts geneigt. Der rechte Arm schiebt dabei Richtung Boden. Richten Sie sich wieder auf und wiederholen Sie die Bewegung zur anderen Seite hin. Halten Sie jede Dehnung für 30 bis 60 Sekunden.
Die Übung sollte 2- bis 3-mal pro Seite wiederholt werden.

Sie spüren eine angenehme Dehnung in der sich öffnenden Körperseite.

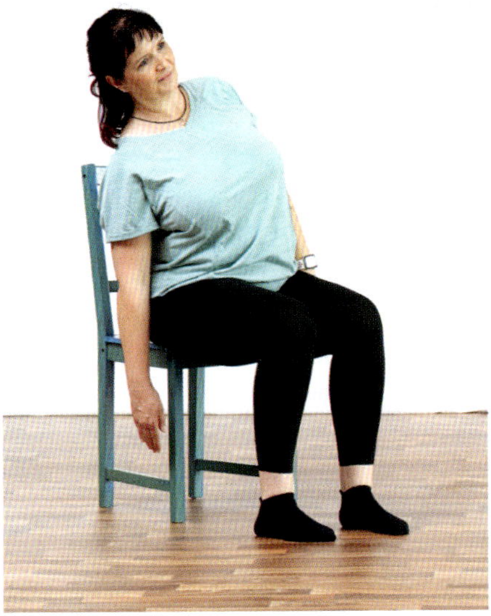

VARIANTE

Die Dehnung kann auch ohne das Heben des Armes durchgeführt werden, sollte diese Bewegung in der Schulter nicht möglich sein.

Atmen Sie während der Dehnung tief und bewusst in die geöffnete Seite, um die Dehnung zu intensivieren.

Brustmuskulatur

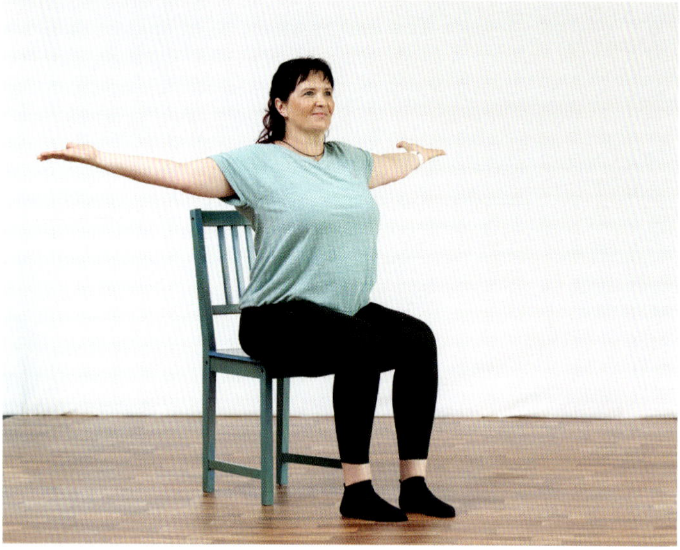

Die Arme werden seitlich vom Körper auf Schulterhöhe angehoben. Die Hände sind geöffnet, die Daumen zeigen nach hinten und die Handflächen nach oben. Ziehen Sie die Schulterblätter aktiv nach hinten zur Wirbelsäule und schieben Sie das Brustbein nach vorn oben. Halten Sie diese Position für 10 bis 15 Sekunden.

Es werden 3 bis 4 Wiederholungen angestrebt. Zwischendurch sollten Sie die Arme und Schultern gut ausschütteln.

Sie spüren die sanfte Dehnung in der sich öffnenden Brustmuskulatur.

Führen Sie die Bewegungen langsam aus und gehen Sie sanft und niemals ruckartig in die Dehnung.

Hüftbeugemuskulatur

1

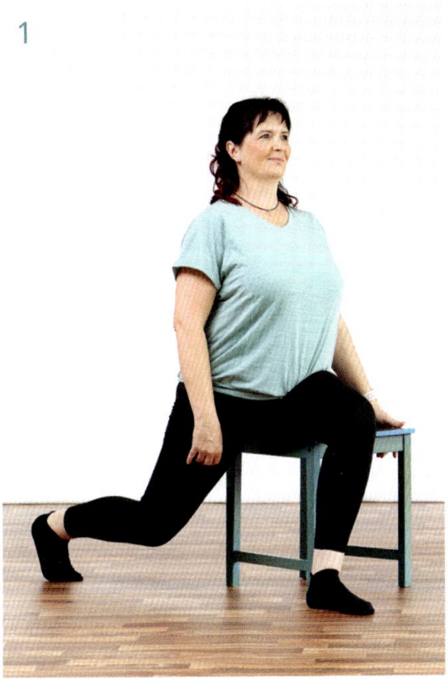

1 Die Grundposition wird eingenommen, wobei man sich seitlich an den Rand des Stuhls setzt. Sitzt man auf der rechten Seite des Stuhls, wird das rechte Bein nach hinten gestreckt und der Fuß aufgestellt.

Diese Übung sollten Sie nur ausführen, wenn Sie ein stabiles Gleichgewicht haben.

2

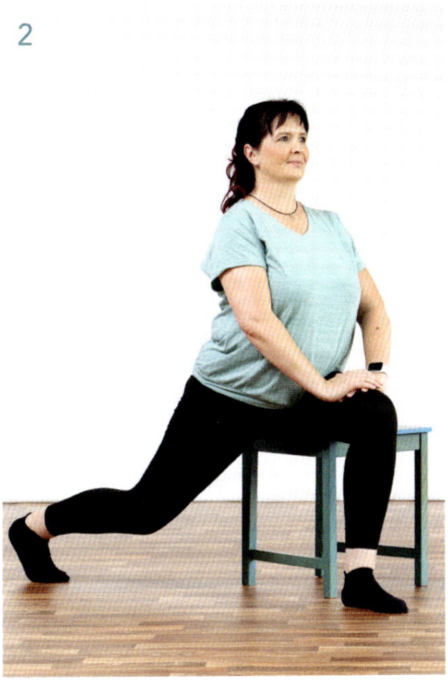

2 Das linke Bein steht fest auf dem Boden, und beide Hände stützen sich auf dem linken Oberschenkel ab. Dabei können Sie das rechte Bein noch weiter nach hinten schieben.
Halten Sie die Position 30 bis 60 Sekunden lang. Danach wechseln Sie zum linken Rand des Stuhls und führen die Bewegung mit der anderen Seite aus. Empfohlen werden 2 bis 3 Durchgänge, abwechselnd rechts und links.

Die Dehnung spüren Sie in der Vorderseite des nach hinten gestreckten Beins.

Waden- und Beinbeugemuskulatur

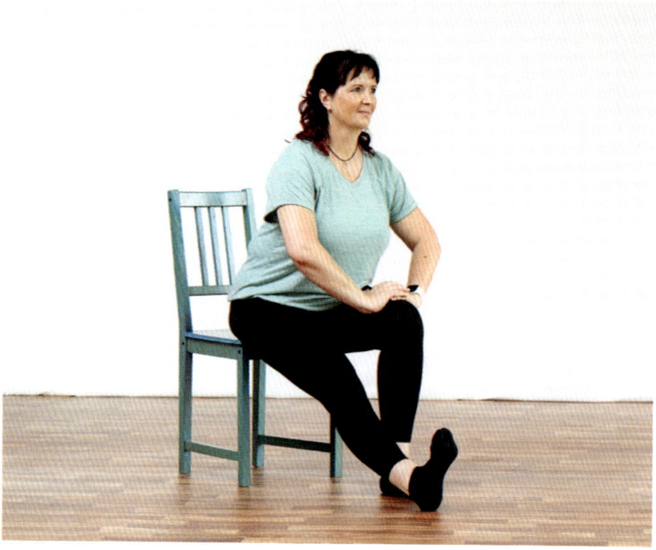

Das rechte Bein wird nach vorn ausgestreckt und mit der Ferse am Boden abgestellt. Die Fußspitze wird maximal nach oben gezogen und der Oberkörper wird leicht nach vorn gebeugt. Zur Unterstützung können sich beide Hände auf dem Oberschenkel des linken Beins abstützen.
Halten Sie die Position 30 bis 60 Sekunden lang. Dann richtet sich der Oberkörper wieder auf und das rechte Bein wird angestellt.

Nun wird die Übung mit dem linken Bein ausgeführt. Eine Wiederholung von 2- bis 3-mal pro Seite ist empfehlenswert.

Eine angenehme Dehnung ist bei dieser Übung in der Rückseite des nach vorn gestreckten Beins spürbar.

Achten Sie darauf, dass der Rücken gerade bleibt.

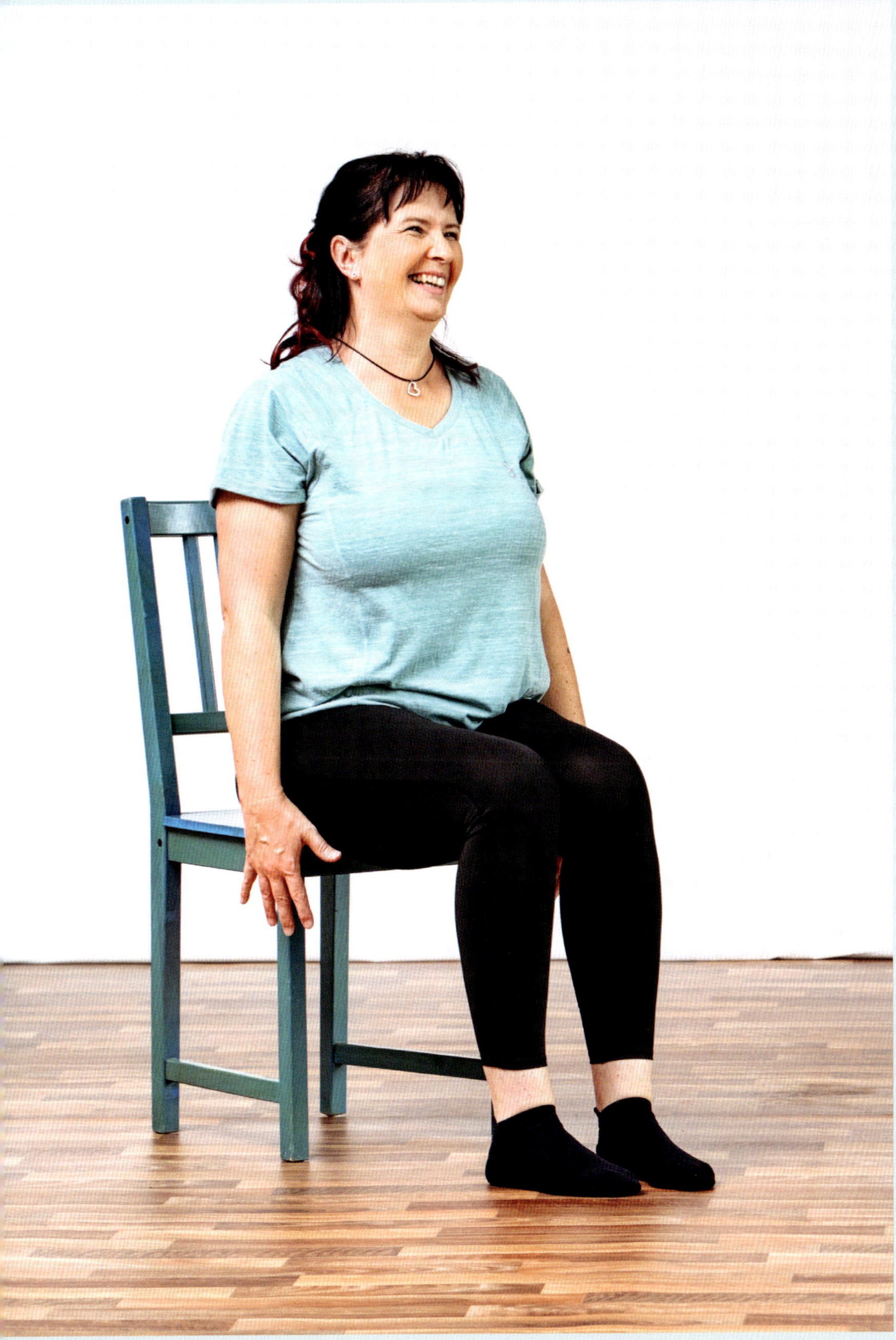

Übungen im Stehen

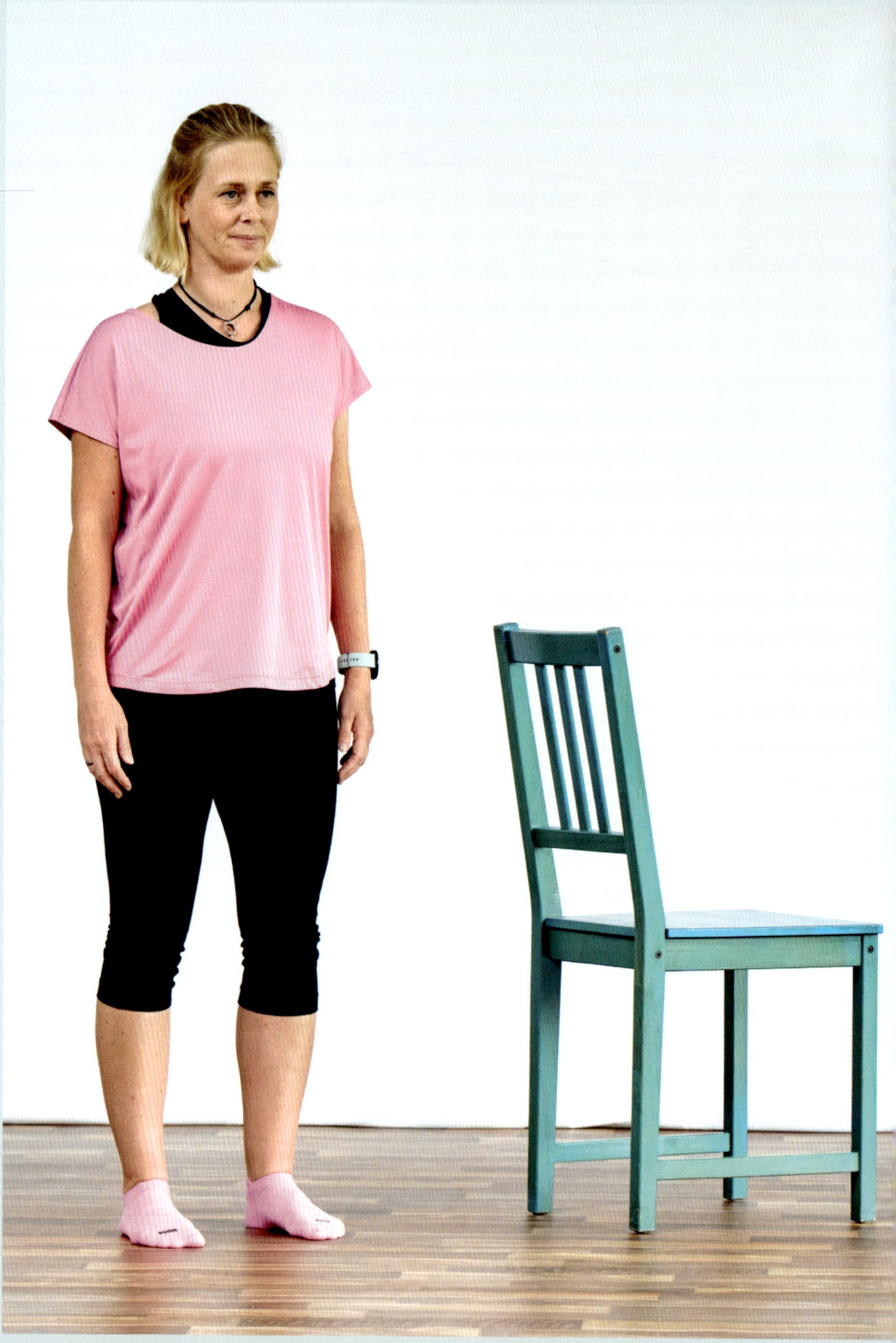

Die Grundposition

Man steht aufrecht. Die Füße stehen parallel zueinander auf dem Boden. Füße und Knie sind etwa hüftbreit aufgestellt. Die Knie zeigen dabei in Richtung Fußspitzen. Der Oberkörper ist aufgerichtet und der Bauch und das Gesäß werden angespannt. Die Arme hängen locker an der Seite herunter, die Schultern sind ganz entspannt, die Schulterblätter werden aktiv nach hinten unten gezogen. Der Blick wird geradeaus gerichtet.

Um das Gleichgewicht besser zu halten oder Unsicherheiten auszugleichen, können Sie sich bei Bedarf auch an einer Wand oder einem Stuhl abstützen.

Die Grundposition ist ein aufrechter, hüftbreiter Stand. Sie wird bei den folgenden „Übungen im Stehen" immer wieder eingenommen. Bei Abweichungen von dieser Position wird extra darauf hingewiesen.

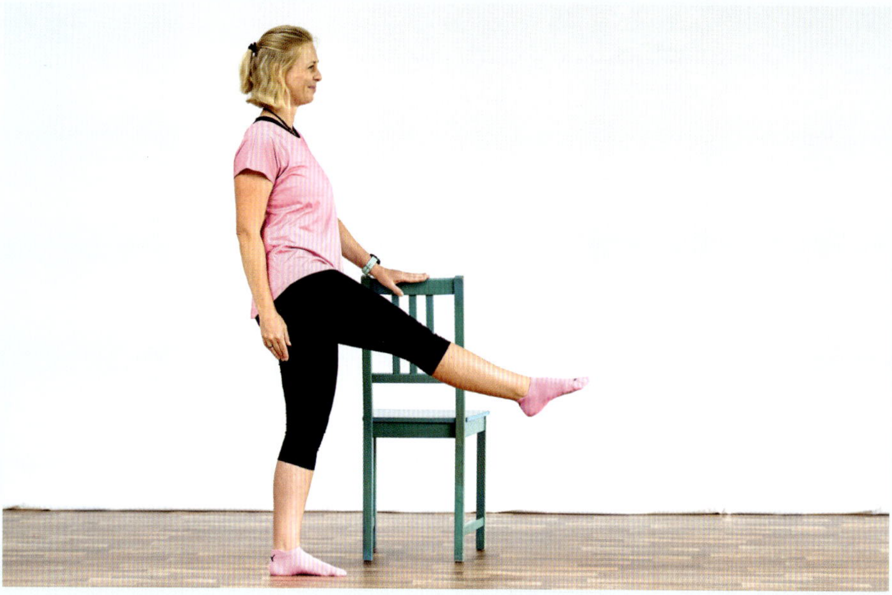

Mobilisation und Kräftigung der Hüfte und Beine

Eine gestärkte Hüftmuskulatur gibt zusammen mit einer kräftigen Gesäß- und Beinmuskulatur Sicherheit: beim Gehen, beim Laufen und beim Treppensteigen. Zusätzlich wird durch eine gut trainierte Bein- und Hüftmuskulatur das Becken und der untere Rücken stabilisiert, weil sie physiologisch zusammenarbeiten.
Mit den hier dargestellten Übungen können Sie die Beweglichkeit im Hüft- und Kniegelenk verbessern. Die Muskeln werden trainiert, die beteiligten Gelenke geschützt und somit kann möglichen Beschwerden vorgebeugt werden.
Bei den Hüft- und Beinübungen im Stand ist die Anspannung der Muskulatur in erster Linie im Standbein zu spüren, da es nahezu das gesamte Körpergewicht halten muss. Das Training der Beweglichkeit wird vom unbelasteten Bein, dem sogenannten Spielbein, erreicht.

Abspreizen im Hüftgelenk

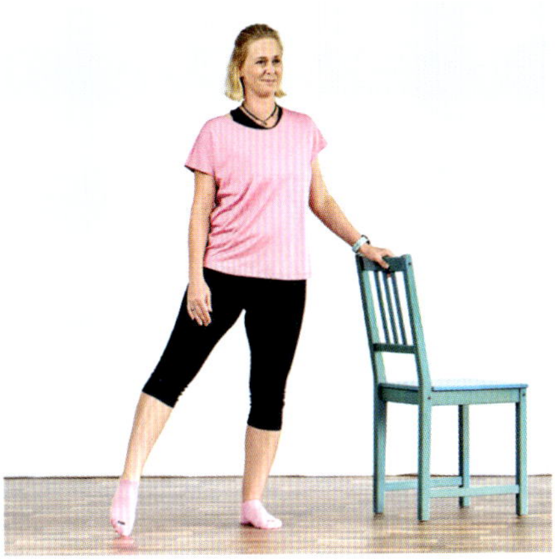

Die Grundposition wird eingenommen. Das rechte Bein wird zur Seite abgespreizt, die Fußspitze setzt am Boden auf. Anschließend wird das Bein wieder in die Ausgangsposition zurückbewegt. Achten Sie darauf, dass der Oberkörper aufgerichtet bleibt.
Nach 8 bis 12 Wiederholungen wechseln Sie die Seite. Für jede Seite werden 2 bis 3 Durchgänge empfohlen.

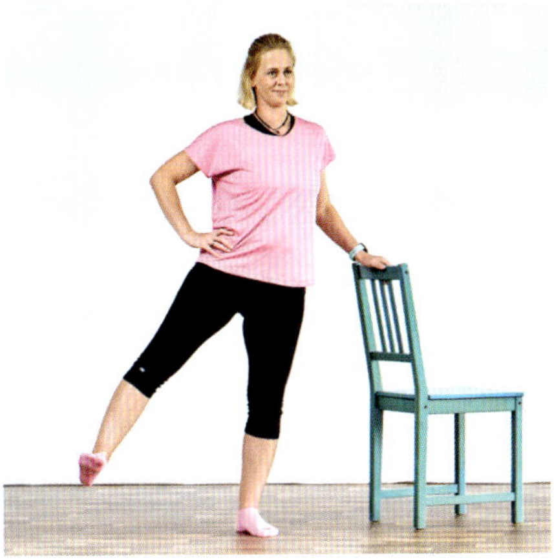

VARIANTE KRAFT

Die Übung wird wie oben beschrieben ausgeführt – allerdings wird der rechte Fuß nicht abgesetzt, die Fußspitze wird angezogen. Das Bein wird 8- bis 12-mal hintereinander nach außen und innen bewegt. Anschließend führen Sie die gleiche Übung mit dem linken Bein durch. Für beide Seiten sind je 2 bis 3 Durchgänge sinnvoll. Schütteln Sie zwischendurch die Beine gut aus.

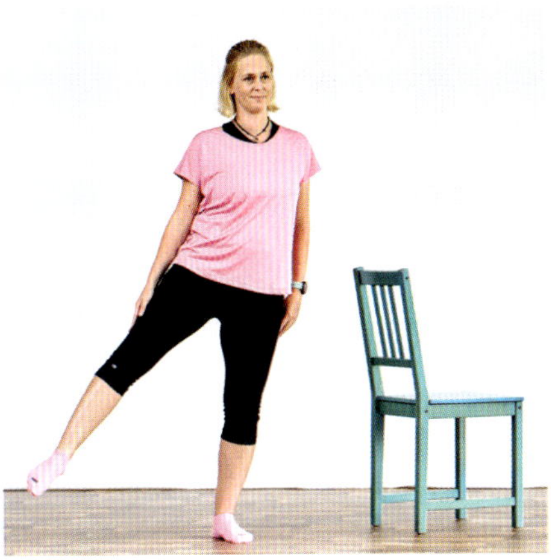

VARIANTE KOORDINATION

Geübte können die Bewegung des Abspreizens auch komplett ohne Festhalten durchführen. Dadurch werden zusätzlich Stabilisation und Gleichgewicht trainiert.

Bewegen Sie jedes Bein so weit zur Seite, wie sie es für Sie persönlich möglich und angenehm ist.

Rückwärtsstreckung des Beins

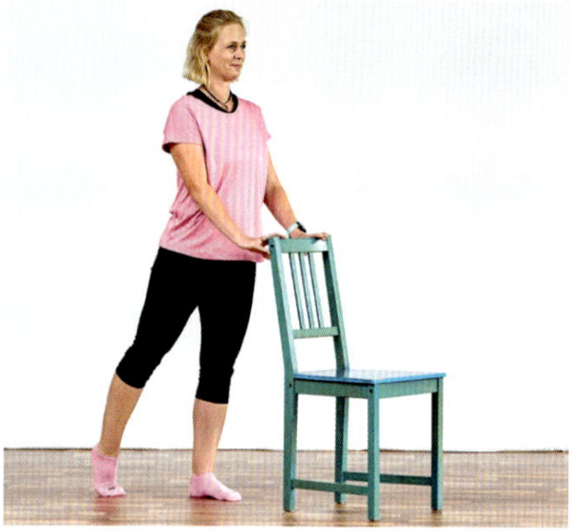

Nehmen Sie die Grundposition ein. Bei Bedarf halten Sie sich an einer Stuhllehne fest. Das gestreckte rechte Bein wird etwa eine Fußlänge nach hinten bewegt und die Fußspitze wird am Boden abgestellt. Dann wird das Bein wieder in die Ausgangsposition zurückgeführt und abgesetzt. Die Bewegung wird ca. 8- bis 12-mal wiederholt. Dann wird auf das linke Bein gewechselt.

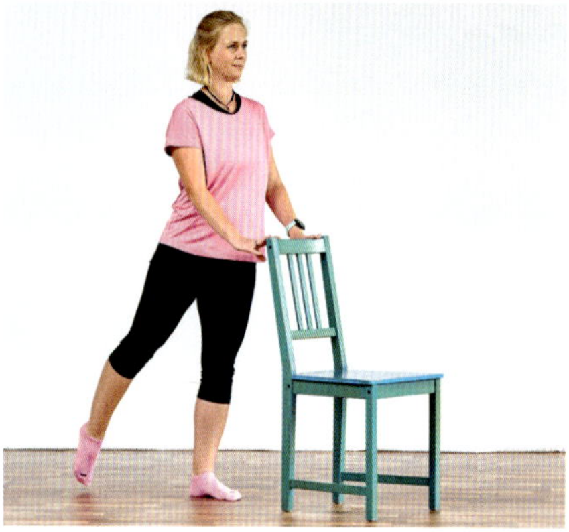

VARIANTE KRAFT

Die Übung wird wie oben beschrieben ausgeführt. Die Fußspitze wird aber nicht abgestellt, sondern bleibt in der Luft. Diese Übung kräftigt die Gesäßmuskulatur. 8 bis 12 Wiederholungen pro Seite in 2 bis 3 Durchgängen ohne Absetzen des Beins sind empfehlenswert.

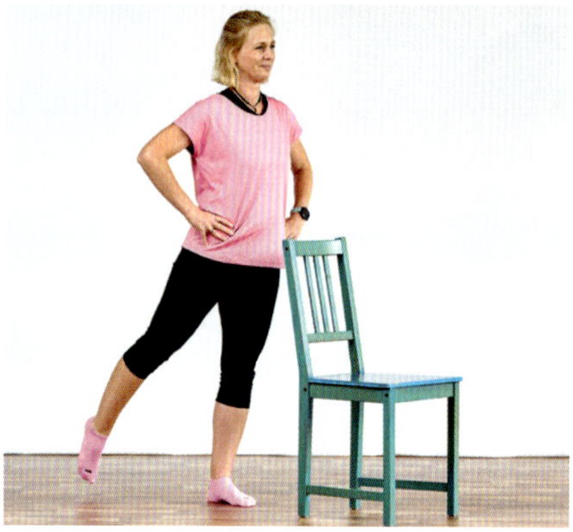

VARIANTE KOORDINATION

Wer sich sicher genug fühlt, kann die Stuhllehne loslassen und die Übungen freihändig durchführen. Dies fördert die Koordination und die Stabilisation.

Achten Sie darauf, dass der Oberkörper aufrecht bleibt und die Bauchmuskulatur angespannt ist, um ein Hohlkreuz zu vermeiden.

Hüftbeugemuskulatur

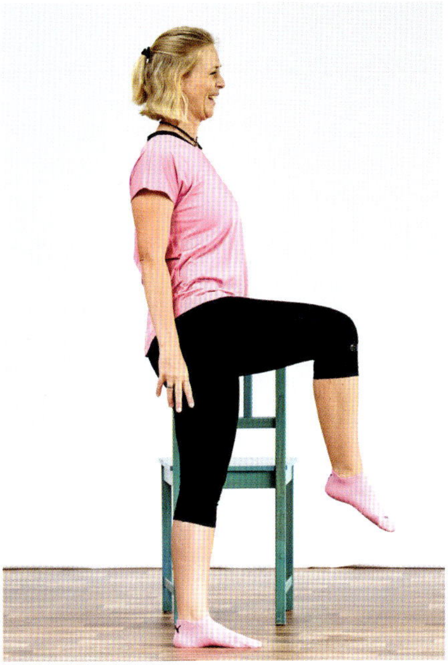

Stellen Sie sich neben einen Stuhl, sodass Sie sich mit einer Hand an der Lehne festhalten können. Ein Bein wird nun angehoben, bis sich der Oberschenkel etwa in der waagerechten Position befindet. Diese Position wird ca. 3 bis 5 Sekunden gehalten. Dann wird das Bein wieder abgestellt.
Die Bewegung wird mehrmals durchgeführt, dann wird auf das andere Bein gewechselt. Empfohlen werden 10 bis 15 Wiederholungen für jede Seite.

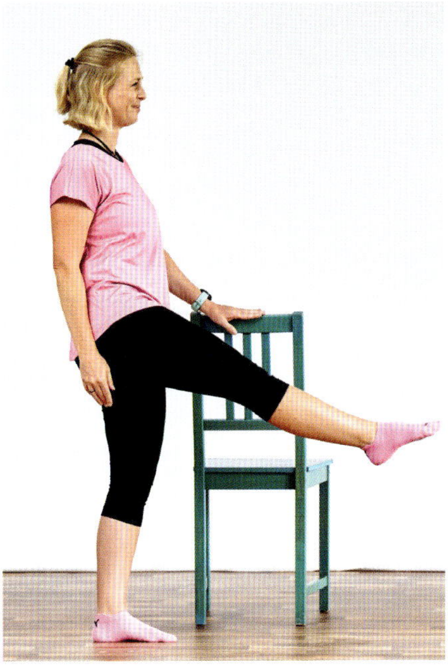

VARIANTE KRAFT

Das Bein wird wie oben beschrieben angehoben. Versuchen Sie, diese Position 15 bis 30 Sekunden lang zu halten.
Als zusätzliche Steigerung können Sie das Kniegelenk aus dieser Position heraus mehrmals hintereinander strecken und beugen. Sie könne auch die Fußbewegungen (z.B. Fußkreisen) variieren.
Diese Übung wird 8- bis 12-mal wiederholt, danach wird auf das andere Bein gewechselt. Es werden jeweils 2 bis 3 Durchgänge angestrebt. Schütteln Sie die Beine in den Bewegungspausen locker aus.

Treppensteigen

1

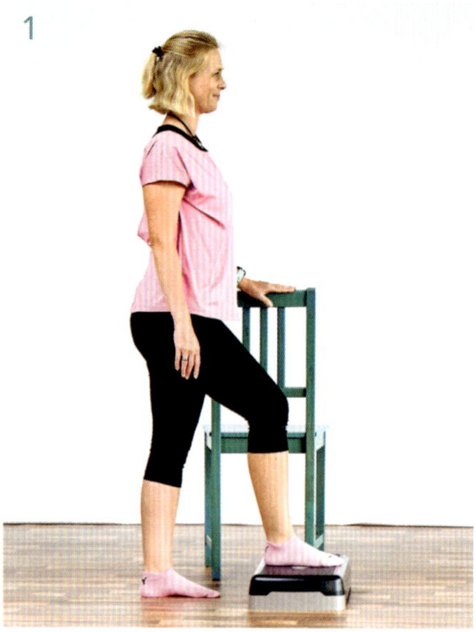

2

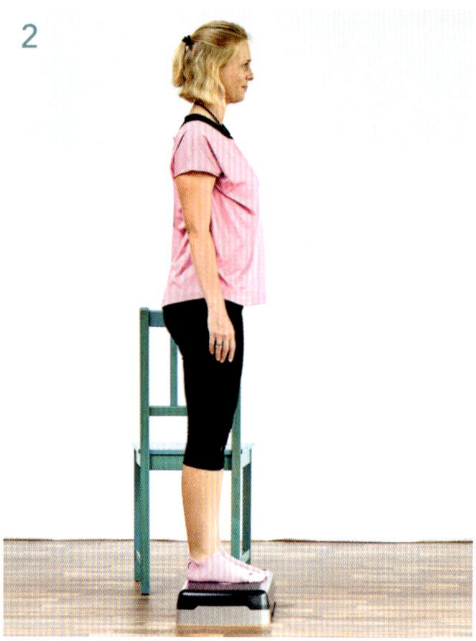

Durch das Mitführen kleiner Hanteln lässt sich die Übung intensiver gestalten.

Vor Beginn stellt man sich hüftbreit vor einer Treppenstufe auf und spannt den Rumpf und die Gesäßmuskulatur an. (Alternativ kann auch ein Steppbrett oder eine kleine Fußbank als Stufe dienen.) 1 Heben Sie nun den rechten Fuß, setzen Sie ihn komplett auf der Stufe auf und drücken Sie sich aus dem rechten Bein nach oben. 2 Stellen Sie den linken Fuß neben dem rechten Fuß ab.
In der Rückwärtsbewegung treppab wird der rechte Fuß zuerst zurück nach unten gesetzt, und anschließend folgt der linke Fuß.
Nach 15 Wiederholungen wird die Seite gewechselt und das linke Bein beginnt die Übung.

VARIANTE AUSDAUER

Die Übung wird wie oben beschrieben durchgeführt. Zum Trainieren der Ausdauer kann eine höhere Wiederholungszahl beitragen: Es bieten sich 20 bis 25 Wiederholungen pro Seite an. 2 bis 3 Durchgänge sind mindestens zu empfehlen. Schütteln Sie nach jedem Durchgang die Beine aus.
Alternativ kann man nach Zeit üben: Die Übung wird 1 Minute lang für jede Seite durchgeführt. Auch hier werden mindestens 2 bis 3 Durchgänge empfohlen.

Gehen / Marschieren

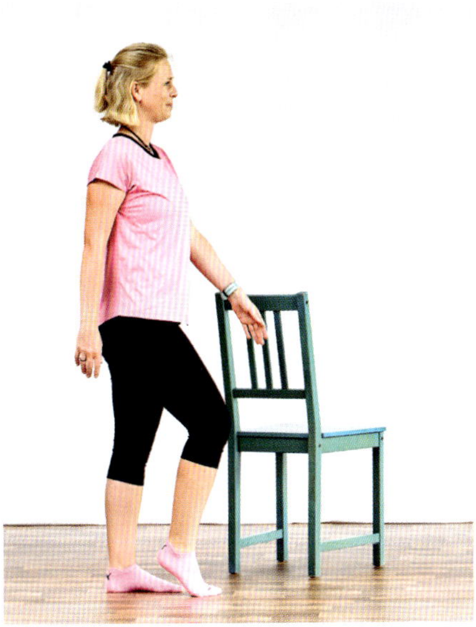

Zum Gehen auf der Stelle heben Sie nun den rechten und den linken Fuß abwechselnd an. Achten Sie darauf, dass Sie die Füße bei jedem Aufsetzen abrollen. Die Arme schwingen diagonal zur Fußbewegung aktiv mit, d.h., beim Heben des rechten Fußes schwingt der linke Arm mit und umgekehrt. Einsteiger können mit 30 Sekunden beginnen, für Fortgeschrittene empfehlen sich bis zu 90 Sekunden. Planen Sie 2 bis 3 Durchgänge ein und schütteln Sie die Beine dazwischen gut aus.

1

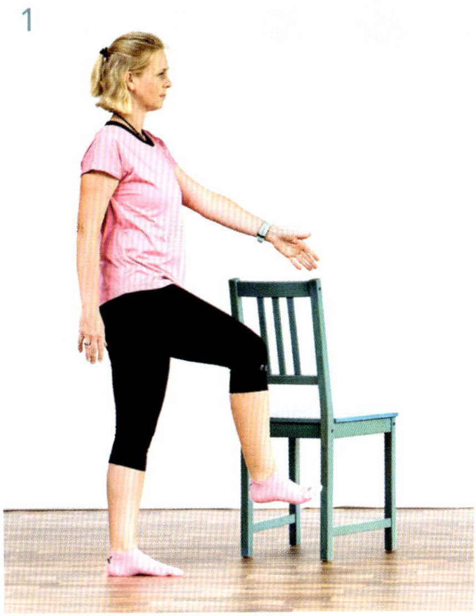

Vereinfacht wird die Ausführung, indem man sich an einer Stuhllehne oder an der Wand leicht abstützt.

VARIANTE

1 Variieren kann man die Übung auch, indem man die Oberschenkel höher oder weniger hoch anhebt.

VARIANTE AUSDAUER

Um die Ausdauer zu trainieren, können Sie die Geschwindigkeit und auch die Dauer der Übungseinheit spürbar erhöhen. Ein kraftvolles Marschieren auf der Stelle für 2 bis 3 Minuten ist zu empfehlen. Nach einem kurzen Auslockern der Beine können Sie weitere 1 bis 2 Durchgänge anschließen.

Kniebeuge

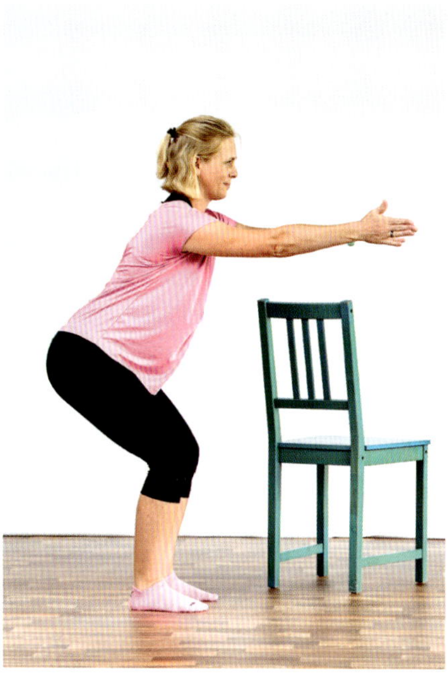

Zu Beginn wird die Grundposition eingenommen. Das Gesäß wird nach hinten geschoben. Anschließend beugen sich die Knie, wobei sie leicht nach außen zeigen. Gleichzeitig werden die Arme bis auf Schulterhöhe angehoben und nach vorn geführt. Die Aufwärtsbewegung leitet der Kopf ein: Heben Sie das Kinn und drücken Sie sich dann mit Spannung in Rumpf, Gesäß und Oberschenkeln wieder in den aufrechten Stand. Es werden 8 bis 12 Wiederholungen und 2 bis 3 Durchgänge angestrebt.

Wie tief die Kniebeuge wird, entscheiden Sie selbst nach Ihren Möglichkeiten.

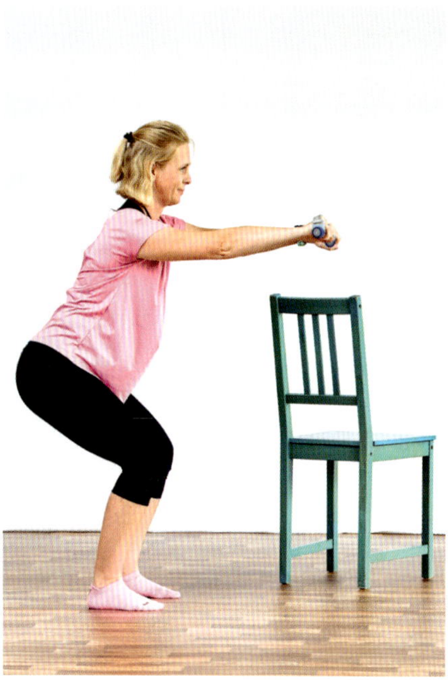

VARIANTE KRAFT

Sie benötigen zwei leichte Hanteln oder kleine Wasserflaschen.

Nehmen Sie die Grundposition ein und führen Sie die Übung wie oben beschrieben durch. Sie können zusätzlich leichte Hanteln oder kleine Wasserflaschen in die Hände nehmen. Die Wiederholungszahl beträgt pro Durchgang 10 bis 12 Wiederholungen. Nach einer kleinen Lockerungspause können Sie einen 2. und auch einen 3. Durchgang anschließen.

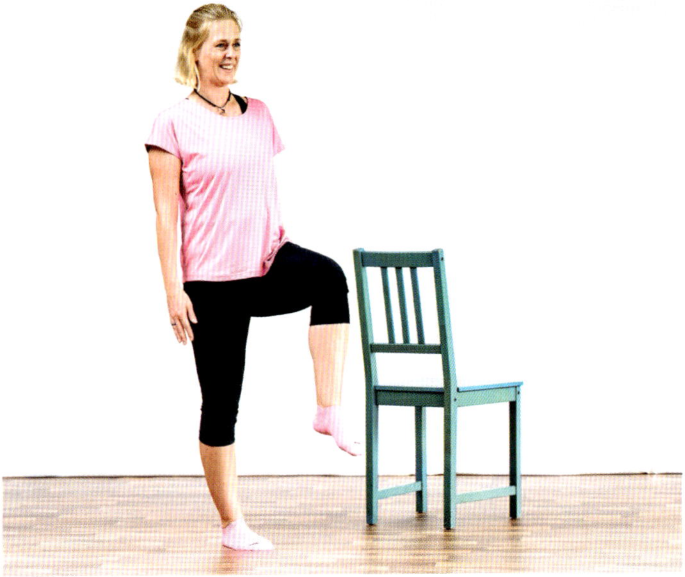

VARIANTE KOORDINATION

Die Grundposition wird eingenommen und die Übung wie zuvor beschrieben durchgeführt (siehe das erste Bild auf Seite 62).
Bei der Aufwärtsbewegung drückt man sich wieder in den Stand und hebt gleichzeitig ein Bein, wenn möglich bis in die waagerechte Position, an. Danach stellt man das Bein ab, geht in die Kniebeuge und hebt bei der Aufwärtsbewegung das andere Bein an. Bei dieser Übung trainiert man zusätzlich das Gleichgewicht durch den kurzzeitigen Einbeinstand. Es werden 5 bis 8 Wiederholungen empfohlen.

Um die Ausdauer zu trainieren, können Sie versuchen, in einer Minute möglichst viele Kniebeugen zu machen. Achten Sie auch dabei auf eine saubere Ausführung.

Wadenheben

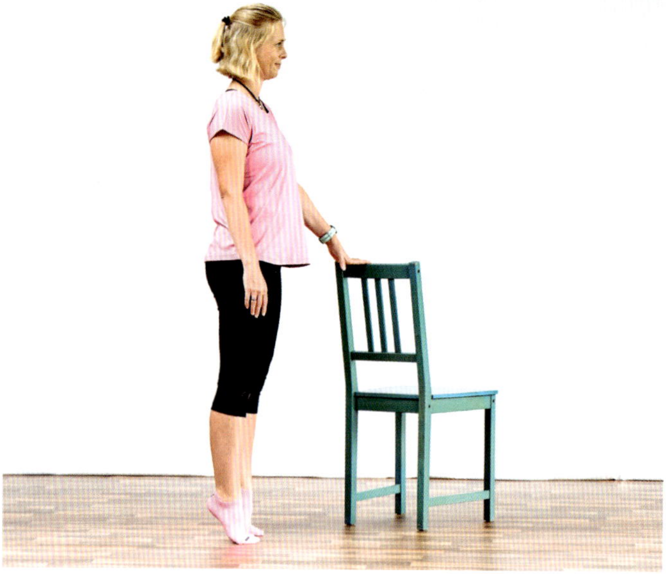

Man steht in der Grundposition, hebt die Fersen und senkt sie anschließend wieder bis auf den Boden.
Die Übung sollte 10- bis 15-mal wiederholt werden. 2 bis 3 Durchgänge sind zu empfehlen.
Nach jedem Durchgang erfolgt eine kurze Pause, in der die Füße und Beine gelockert werden.

Ziehen Sie den Bauchnabel Richtung Wirbelsäule, um ein Ausweichen ins Hohlkreuz zu vermeiden.

VARIANTE KRAFT

Die Übung wird wie zuvor beschrieben durchgeführt. Die Fersen werden jedoch nicht wieder auf dem Boden abgesetzt, sondern bleiben in der Luft. Dadurch entsteht eine federnde Bewegung auf den Fußballen.
Es werden 15 bis 20 Wiederholungen in 2 bis 3 Durchgängen empfohlen. Ein kurzes Ausschütteln der Beine nach jedem Durchgang ist sinnvoll.

Fußgelenksarbeit „Skippings"

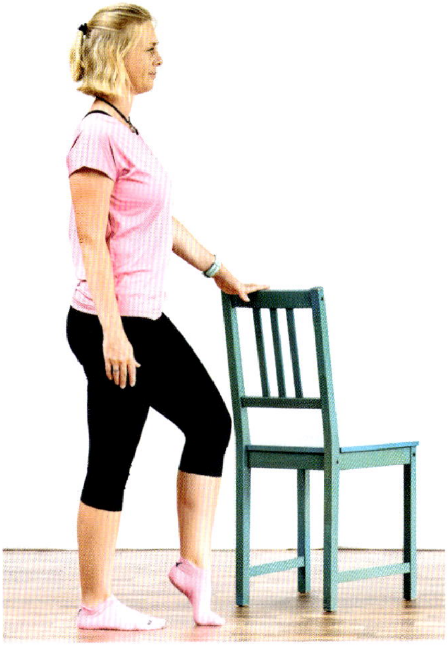

Das Standbein bleibt gestreckt, das zweite Bein wird im Knie leicht gebeugt, wobei der Fuß nur auf dem Ballen steht Bei der Fußgelenksarbeit erfolgt nun ein schneller Wechsel vom Standbein auf den Ballen, indem die Ferse angehoben und das Knie nach vorn gebeugt wird. Gleichzeitig rollt der andere Fuß vom Ballen ab auf die Ferse, das Bein streckt sich und wird zum Standbein. Als Einsteiger können Sie mit 30 Sekunden beginnen, als Fortgeschrittene werden 90 Sekunden empfohlen. 2 bis 3 Durchgänge können angestrebt werden.

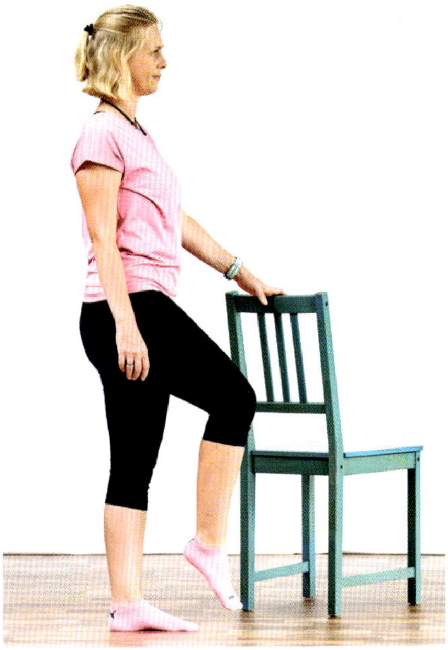

VARIANTE

Vergrößert man das Bewegungsausmaß und hebt jeweils den Fuß vom Boden ab, spricht man von sogenannten Skippings. Auch hierbei erfolgt ein schneller Wechsel vom Standbein auf das gebeugte Bein. Die Abrollbewegung des Fußes bleibt erhalten. Auch hier sind 30 bis 90 Sekunden und 2 bis 3 Durchgänge empfohlen. Die Beine und Fußgelenke sollten nach jedem Durchgang leicht ausgeschüttelt werden.

Erhöhen Sie die Geschwindigkeit und versuchen Sie, die Übung bis zu 1 Minute am Stück durchzuhalten.

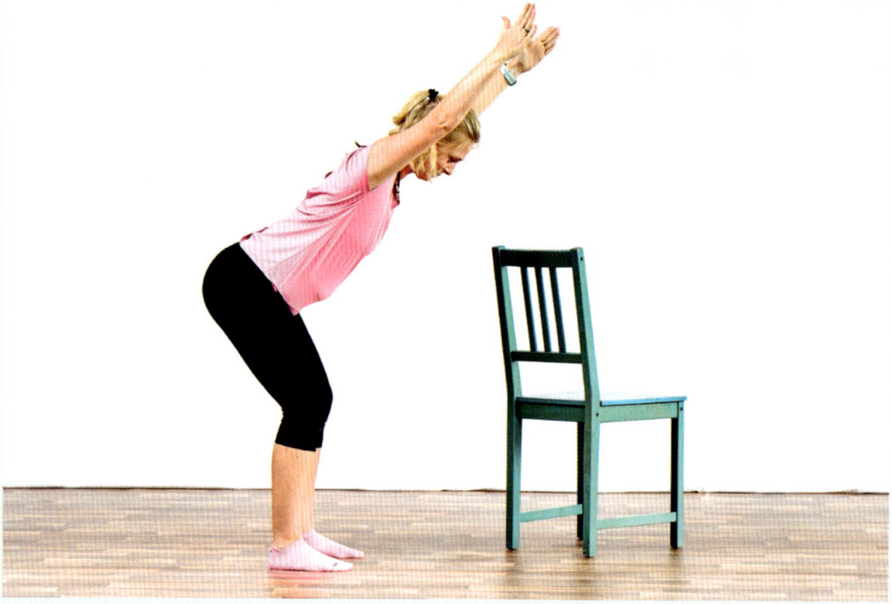

Mobilisation und Kräftigung des Rumpfs

Übungen zur Kräftigung des Rumpfs gehören in jedes Trainingsprogramm. Eine starke Körpermitte bildet die Basis aller Bewegungen, schützt uns vor Verletzungen und vorzeitigen Ermüdungserscheinungen. Im Alltag begegnet uns dies u.a. beim Anheben und Tragen von Gegenständen, beim Hinsetzen und Aufstehen und auch bei Drehbewegungen aus dem Oberkörper. Eine gut bewegliche Wirbelsäule verhilft außerdem zu einer besseren und aufrechten Körperhaltung. Beschwerden im Rücken kann somit vorgebeugt werden.

Die folgenden Übungen setzen ein gewisses Maß an Standsicherheit und Gleichgewichtsfähigkeit voraus. Stützen Sie sich bei den ersten Übungseinheiten gerne an einem Stuhl oder an der Wand ab. Mit zunehmender Kraft und Technik werden Ihnen die Übungen leichter fallen und Sie können sie zunehmend freihändig ausführen.

Rumpfbeugen

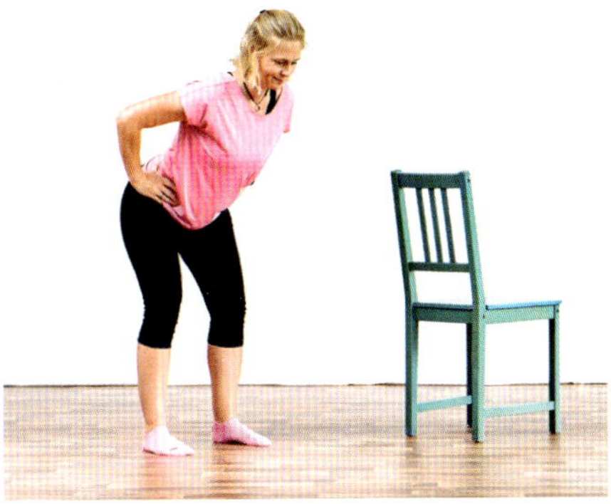

Die Grundposition wird eingenommen. Die Hände stützen sich in der Taille ab. Der Oberkörper wird nun so weit nach vorn geführt, wie man es schafft, den Rücken gerade zu halten. Die Knie können dabei leicht gebeugt werden. Anschließend kommt man mit dem Oberkörper wieder zurück in die Ausgangsposition. Versuchen Sie 8 bis 12 Wiederholungen.

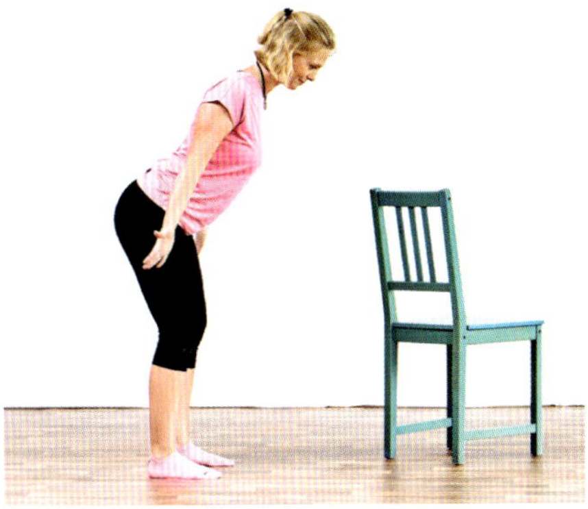

VARIANTE

Die Grundposition wird eingenommen. Die Arme sind nach unten ausgestreckt. Bei der Vorwärtsbewegung des Oberkörpers werden die Handflächen nach außen gedreht und die Schulterblätter aktiv Richtung Wirbelsäule gezogen. Versuchen Sie auch hier 8 bis 12 Wiederholungen.

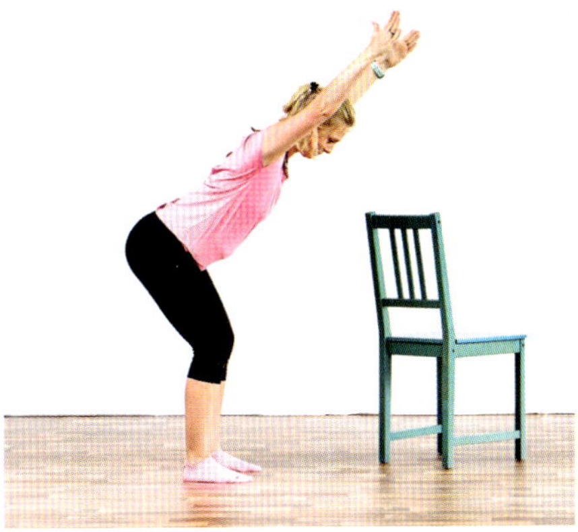

VARIANTE KRAFT

Geübte können bei der Vorwärtsbewegung des Oberkörpers die Arme nach vorn oben anheben. Dabei wird die Rückenmuskulatur noch mehr gefordert. Nach 8 bis 12 Wiederholungen sollte eine kleine Pause gemacht werden. Ein 2. und ein 3. Durchgang werden empfohlen.

Aufrichtung und Mobilisation der Brustwirbelsäule

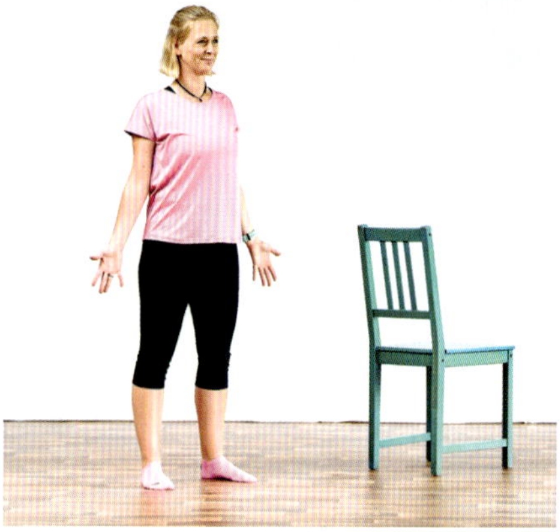

Die Arme sind nach unten ausgestreckt. Ziehen Sie die Schulterblätter nach hinten unten und drehen Sie die Arme mit nach außen, sodass die Handflächen nach vorn zeigen. Die Spannung wird für einen kurzen Moment gehalten und anschließend wieder gelöst. Wiederholen Sie die Übung 8- bis 12-mal. 2 bis 3 Durchgänge sind sinnvoll. In den Bewegungspausen schwingen Sie die Arme und Schultern locker aus.

1

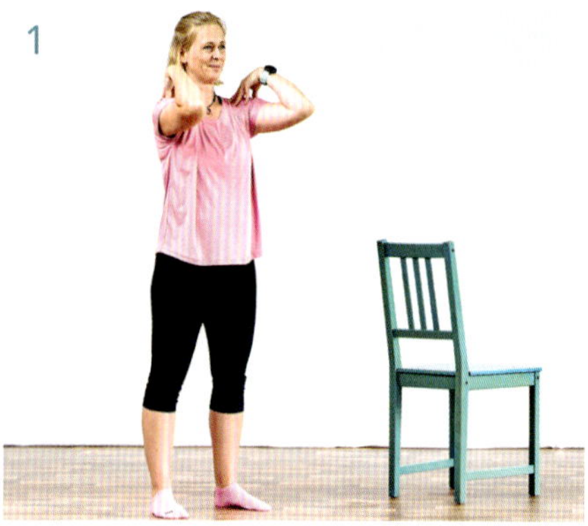

VARIANTE 1

1 Die Fingerspitzen liegen auf den Schultern und die Ellenbogen werden seitlich angehoben. Nun versucht man, die Ellenbogen so weit wie möglich vor dem Körper zusammenzuführen.

2

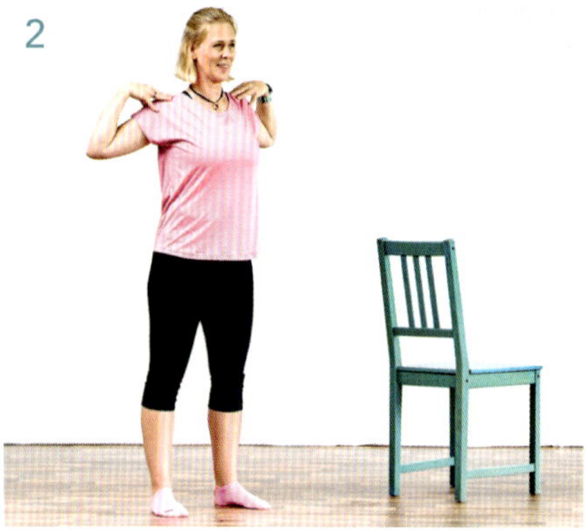

2 Im Anschluss werden die Ellenbogen zurückbewegt – so, als ob man sie „hinten zusammenführen" möchte. Die Endposition wird ca. 5 bis 10 Sekunden gehalten. Wiederholen Sie den Bewegungsablauf 8- bis 12-mal.

Achten Sie besonders darauf, die Bauch- und Gesäßmuskulatur anzuspannen, um ein Ausweichen ins Hohlkreuz zu verhindern.

1

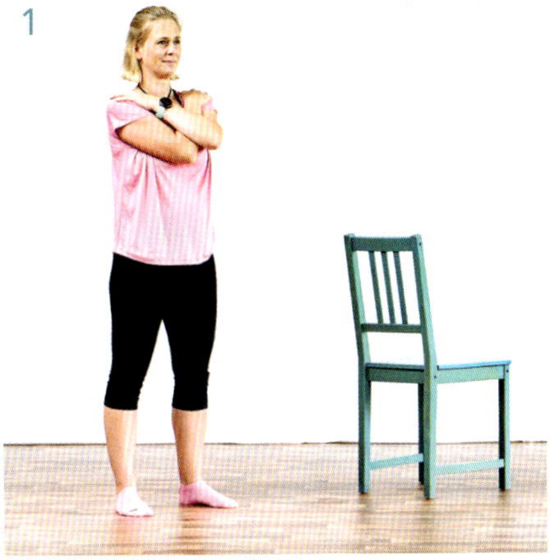

VARIANTE 2

1 In der Grundposition beginnend, werden die Arme vor dem Oberkörper gekreuzt, sodass die Hände an den gegenüberliegenden Schultern liegen („sich liebhaben").

2

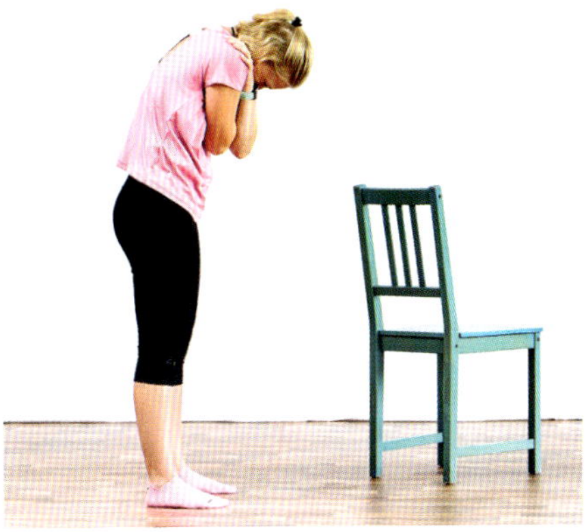

2 Der Kopf wird nach unten eingerollt und die Schultern ziehen nach vorn, der Oberkörper neigt sich vor.

Führen Sie die Bewegungen dieser Übung fließend und dynamisch aus.

3

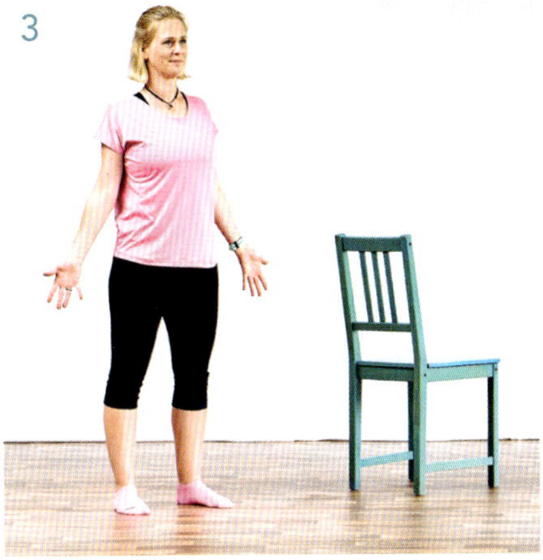

3 Im Anschluss richtet sich die Wirbelsäule langsam wieder auf, die Schultern werden aktiv nach hinten unten gezogen, die Arme strecken sich neben dem Körper und die Handflächen drehen nach vorn, der Kopf hebt sich und der Blick richtet sich nach vorn. Sie sollten 8- bis 12-mal wiederholt werden.

Drehung der Wirbelsäule

1

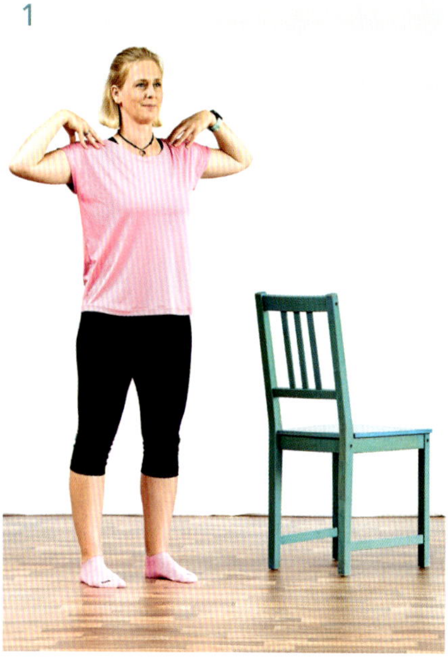

Die Grundposition wird eingenommen. 1 Die Fingerspitzen berühren leicht die Schultern und die Ellenbogen werden seitlich angehoben. Die Füße stehen fest am Boden und das Becken bleibt stabil.

2

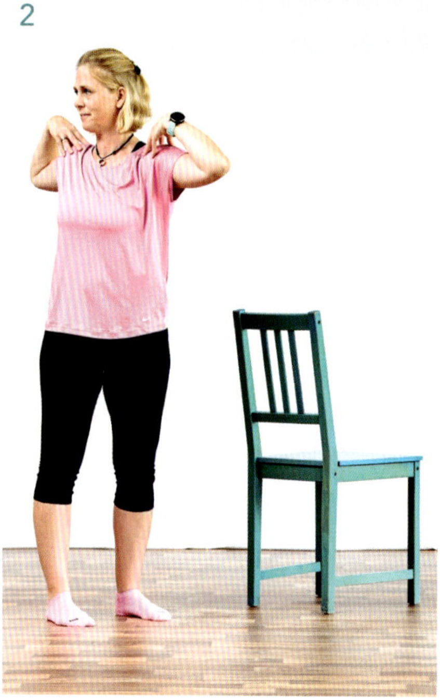

2 Der Oberkörper wird nun nach rechts gedreht, wobei der rechte Ellenbogen nach hinten zieht. Der Kopf kann mitgedreht werden. Dann geht es wieder zurück in die Ausgangsposition und die Bewegung zur linken Seite folgt. Die Übung sollte 8- bis 12-mal wiederholt werden.

Achten Sie darauf, nur den Oberkörper zu drehen und Becken und Beine ohne Drehung stabil zu halten.

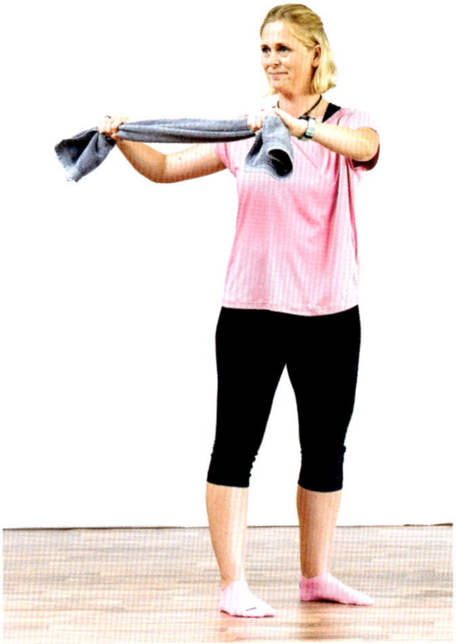

VARIANTE 1

Für diese Übung wird ein kleines Handtuch benötigt.

Halten Sie das Handtuch in einer bequemen Position und ziehen Sie die Enden leicht auseinander. Heben Sie das Handtuch etwa auf Brusthöhe, die Arme sind in den Ellenbogen gebeugt. Drehen Sie den Oberkörper so weit wie möglich nach rechts, der Kopf dreht mit. Dann wird der Oberkörper wieder in die Mittelposition zurückgeführt. Die Bewegung wird genauso zur linken Seite ausgeführt. 8 bis 12 Wiederholungen pro Seite sind empfehlenswert.

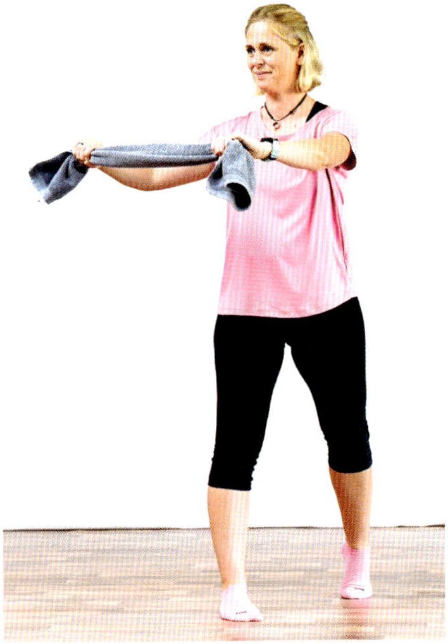

VARIANTE 2

Nehmen Sie in der Grundposition eine etwas weitere Grätschstellung ein. Führen Sie die Übung wie oben beschrieben aus. So ergibt sich eine größere Bewegungsweite der Wirbelsäule. Hierbei dreht man auf den Füßen mit.

Wichtig bei dieser Übung ist, dass das Handtuch immer gespannt bleibt.

Seitneigen

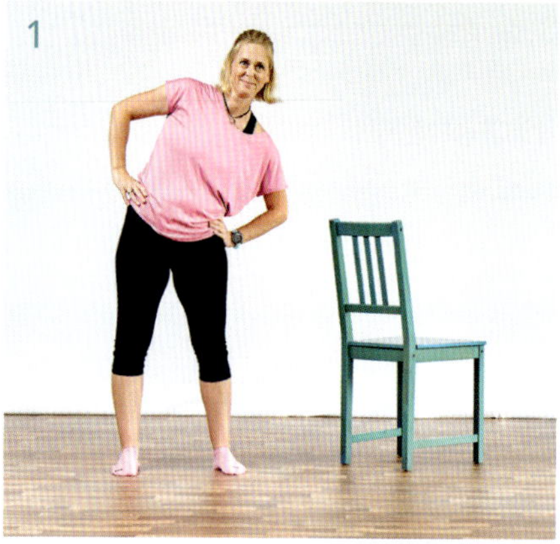

Es wird die Grundposition eingenommen. Die Arme werden dabei entweder hängen gelassen oder die Hände locker in die Taille gelegt.
1 Der Oberkörper wird nun so weit wie möglich nach links und anschließend nach rechts geneigt.

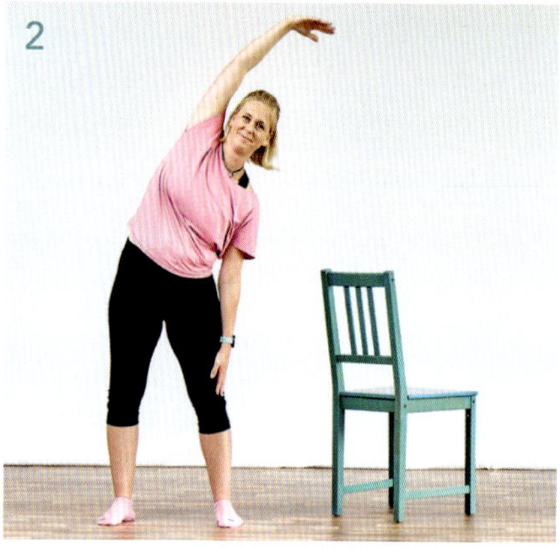

2 Um die Bewegung zu erweitern, kann man beim Neigen nach links den rechten Arm mit über den Kopf führen. Beim Neigen nach rechts wird der linke Arm mit über den Kopf gehoben. Man kräftigt die seitliche Rumpfmuskulatur, indem man 8 bis 12 Wiederholungen pro Seite durchführt und anschließend wechselt.

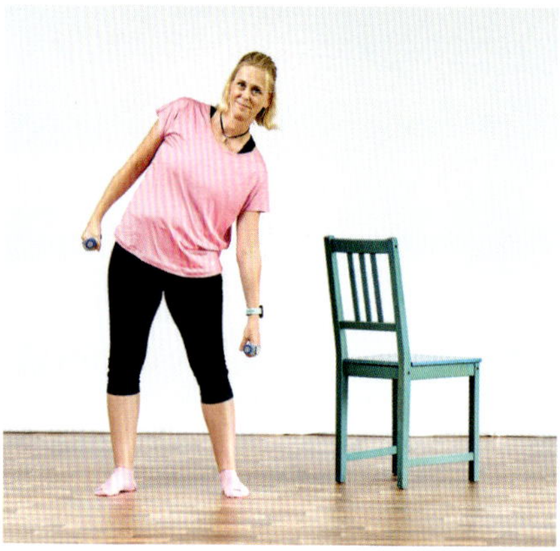

VARIANTE KRAFT

Sie benötigen zwei leichte Hanteln oder kleine Wasserflaschen.

Die Übung wird wie oben beschrieben ausgeführt. Beim Üben mit Gewichten bleiben die Arme seitlich neben dem Körper hängen und werden nicht mit über den Kopf gehoben. Jede Seite wiederholt die Übung 8- bis 12-mal. 2 bis 3 Durchgänge pro Seite werden empfohlen. Lockern Sie zwischendurch die Schultern.

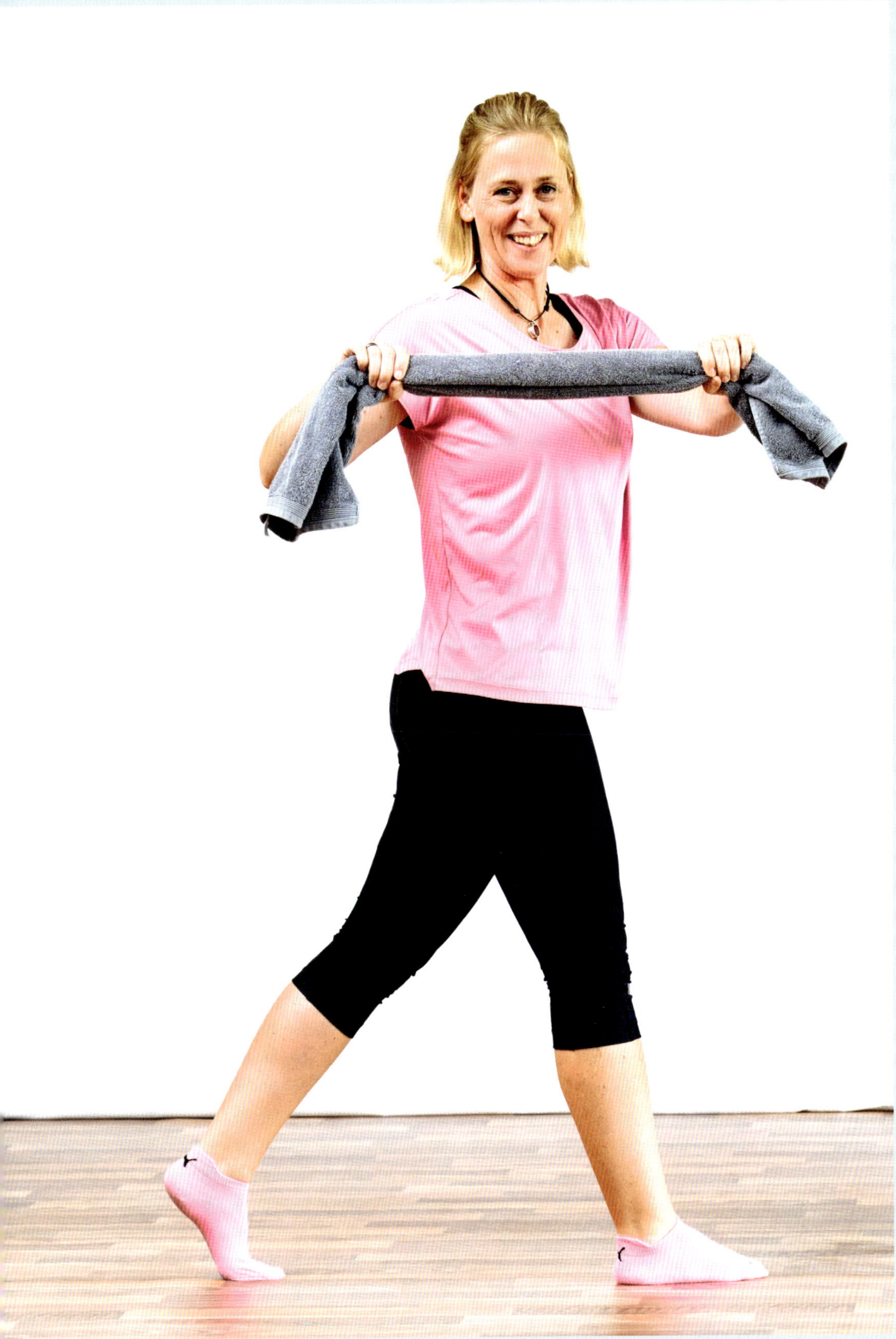

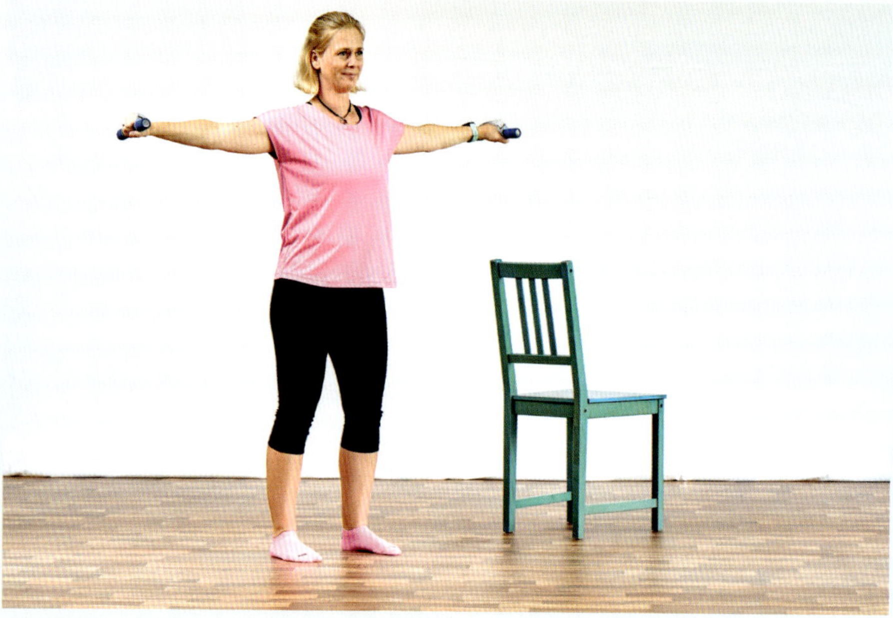

Mobilisation und Kräftigung des Schultergürtels und der Arme

Die Schulter ist ein Komplex aus mehreren Gelenken, Sehnen und Muskeln, der unsere alltäglichen Bewegungen mit den Armen überhaupt erst ermöglicht. Haare waschen, etwas tragen, jemandem winken – für diese einfach erscheinenden Bewegungen ist ein mobiler und kräftiger Schultergürtel notwendig.
Um die Übungen abwechslungsreicher und intensiver zu gestalten, kommen verschiedene Kleingeräte zum Einsatz, die in jedem Haushalt zu finden sind. Somit können Aspekte der Beweglichkeit oder der Kräftigung im Schultergürtel betont werden.
Falls Sie sich bei diesen Übungen im Stehen zu sehr auf einen sicheren Stand konzentrieren müssen, können Sie sie auch im Sitzen ausführen (ab Seite 32) und sich später in die Standposition begeben.

Abspreizen der Arme

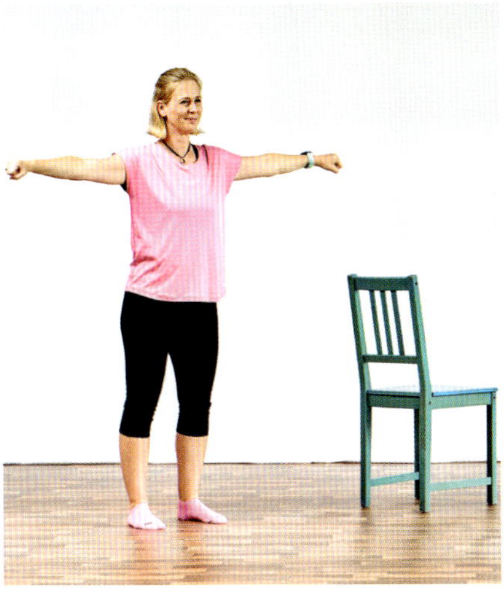

Heben Sie gleichzeitig beide Arme nach außen an. Die Hände sind zu lockeren Fäusten geballt. Sobald sich die Hände auf Schulterhöhe befinden, lässt man die Arme wieder langsam in die Ausgangsposition sinken. Die Arme sind während der Bewegung weitestgehend gestreckt. Es werden 8 bis 12 Wiederholungen angestrebt und 2 bis 3 Durchgänge. Schütteln Sie die Schultern und Arme nach jedem Durchgang gut aus.

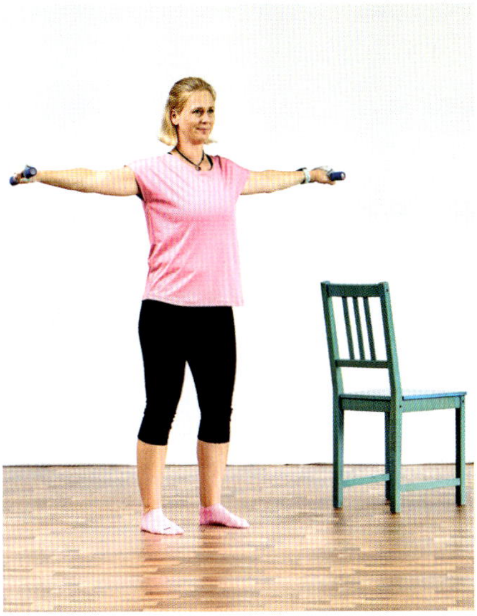

VARIANTE KRAFT

Sie benötigen zwei leichte Hanteln oder kleine Wasserflaschen.

Die Übung wird wie oben beschrieben ausgeführt. Befinden sich die Arme auf Schulterhöhe, wird diese Position ca. 10 Sekunden gehalten. Empfehlenswert sind 10 bis 15 Wiederholungen in 2 bis 3 Durchgängen.

Achten Sie bei dieser Übung besonders darauf, dass Bauch- und Gesäßmuskulatur angespannt sind, um ein Ausweichen ins Hohlkreuz zu verhindern.

Frontheben

Für diese Übung wird ein kleines Handtuch benötigt.

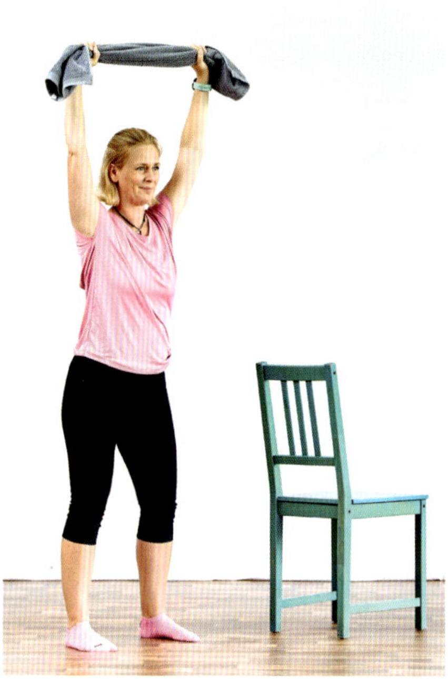

Ein Handtuch wird längs zusammengerollt und mit beiden Händen am Ende festgehalten. Der Oberkörper wird während der Übung leicht nach vorn geneigt und in dieser Position stabil gehalten. Beide Arme werden nach vorn angehoben und so weit wie möglich nach oben über den Kopf bewegt. Danach werden die Arme wieder in die Ausgangsposition zurückgeführt. Wiederholen Sie diese Übung 8- bis 12-mal. Machen Sie dann eine kleine Pause und schütteln Sie die Schultern und Arme locker aus. 2 bis 3 Durchgänge werden empfohlen.

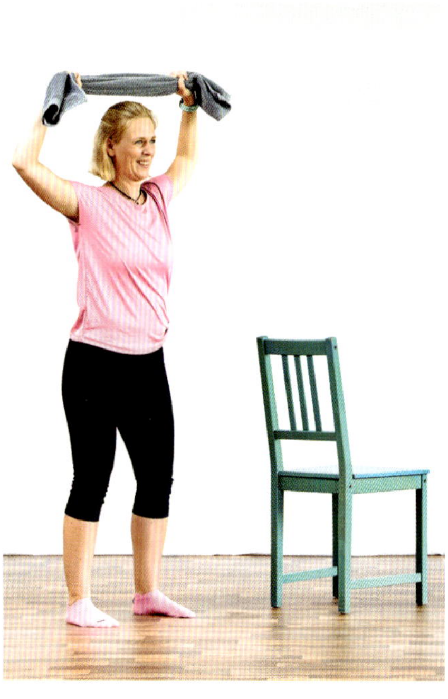

VARIANTE

Die Grundposition wird wie oben eingenommen, das Handtuch wird mit beiden Händen festgehalten und leicht gespannt. Die Arme werden nach oben angehoben. Anschließend wird das Handtuch Richtung Scheitel herangezogen, d.h., die Arme werden in den Ellenbogen gebeugt. Danach werden die Arme wieder nach oben gestreckt und wieder zurück in die Ausgangsposition geführt. Die Übung sollte 8- bis 12-mal wiederholt werden. 2 bis 3 Durchgänge werden empfohlen. Schütteln Sie nach jedem Durchgang die Schultern und Arme gut aus.

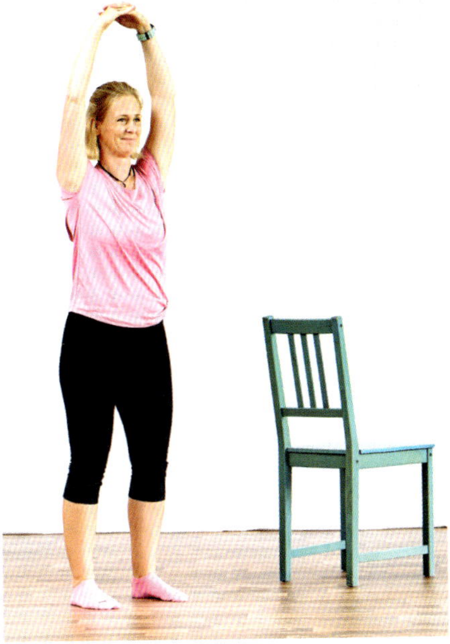

Wenn Sie kein Handtuch o.Ä. zur Hand haben, können Sie die Übung auch durchführen, indem Sie die Finger beider Hände ineinander verschränken.

Die Auf- und Abwärtsbewegung der Arme erfolgt bei dieser Übung im Schultergürtel und durch die Aufrichtung der Brustwirbelsäule.

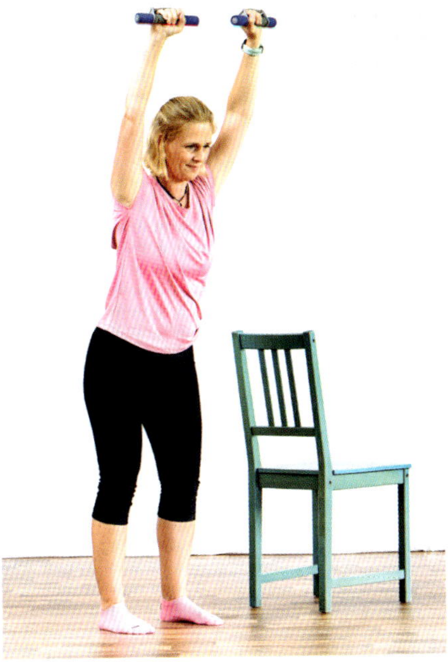

VARIANTE KRAFT

Sie benötigen zwei leichte Hanteln oder kleine Wasserflaschen.

Der Oberkörper wird leicht nach vorn geneigt und in dieser Position stabil gehalten. Beide Arme werden über vorn nach oben angehoben und so weit wie möglich über den Kopf bewegt, ohne dass ein Hohlkreuz entsteht. Dann werden die Arme langsam wieder in die Ausgangsposition zurückgeführt. Je nach Fitness kann die Übung 10- bis 15-mal wiederholt werden. 2 bis 3 Durchgänge werden empfohlen. Schütteln Sie die Arme und Schultern nach jedem Durchgang gut aus.

Ruderzug mit dem Handtuch

Für diese Übung wird ein kleines Handtuch benötigt.

1

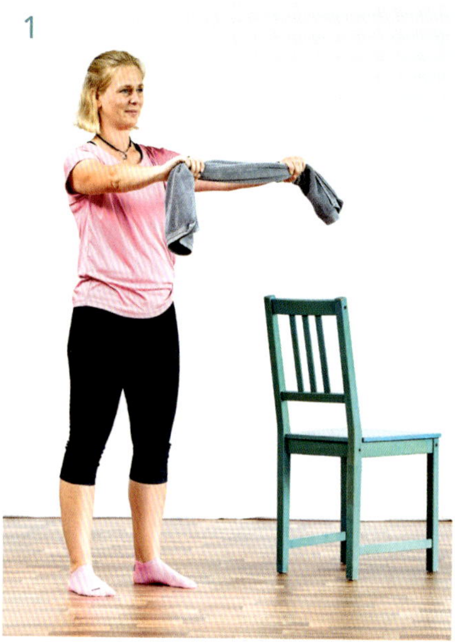

1 Das Handtuch ist längs zusammengerollt und wird mit beiden Händen schulterbreit festgehalten. Die Arme werden nach vorn ausgestreckt, sodass sich das Handtuch auf Brusthöhe befindet. Die Hände ziehen das Handtuch leicht auseinander und halten die Spannung während der gesamten Übung.

2

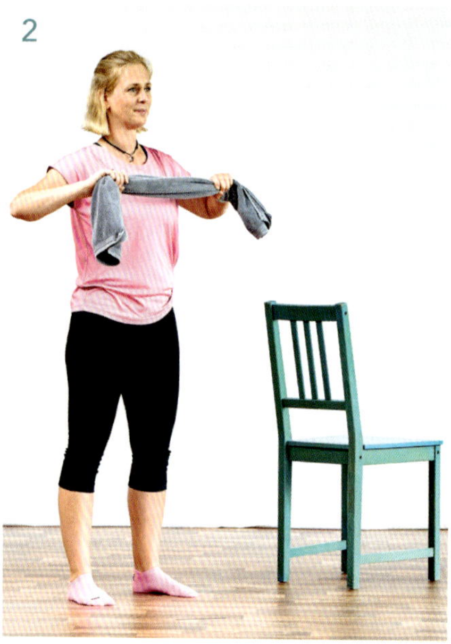

2 Das Handtuch wird Richtung Brustkorb gezogen, indem man die Arme im Ellenbogen beugt und die Schulterblätter aktiv nach hinten zieht. Dann wird das Handtuch wieder vom Körper wegbewegt und die Arme gehen in die Ausgangsposition zurück. Die Übung wird 10- bis 15-mal wiederholt. Je nach Fitness können 2 bis 3 Durchgänge durchgeführt werden. Nach jedem Durchgang ist es empfehlenswert, die Arme und Schultern zu lockern, z.B. durch Pendeln oder Schulterkreisen.

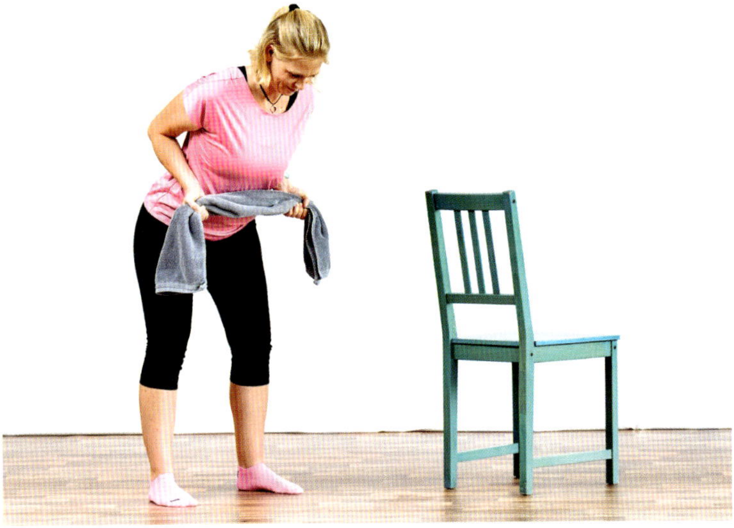

VARIANTE KRAFT

Greifen Sie das Handtuch im sogenannten Untergriff mit den Händen von unten, die Handflächen zeigen nach oben. Die Bewegung wird wie oben beschrieben ausgeführt, der aufgerichtete Oberkörper wird während der Übung nach vorn geneigt und in dieser Position stabil gehalten. Die Übung sollte 8- bis 12-mal wiederholt werden. 2 bis 3 Durchgänge werden empfohlen. Nach jedem Durchgang lockern Sie Schultern und Arme.

Achten Sie beim Untergriff darauf, dass die Handgelenke stabil bleiben.

Rückwärtsstreckung der Arme

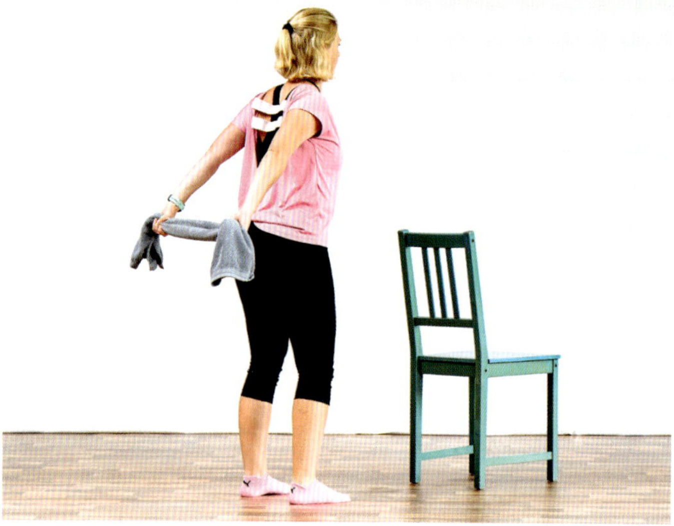

Für diese Übung wird ein kleines Handtuch benötigt.

Das Handtuch ist zusammengerollt und wird mit beiden Händen hinter dem Rücken festgehalten. Die Handflächen zeigen dabei nach hinten. Die Hände ziehen das Handtuch leicht auseinander, die Arme sind gestreckt. Das Handtuch wird nun mit beiden Händen vom Körper wegbewegt. Achten Sie darauf, dass der Oberkörper dabei aufgerichtet bleibt. In der Endposition wird die Spannung ca. 5 Sekunden gehalten, dann werden die Arme wieder in die Ausgangsposition zurückgeführt. Wiederholen Sie die Übung 8- bis 12-mal.

VARIANTE KRAFT

Halten Sie das Handtuch wie zuvor beschrieben mit beiden Händen hinter dem Rücken fest. Dann wird das Handtuch wenige Zentimeter vom Körper wegbewegt und mit beiden Händen fest auseinandergezogen. Halten Sie die Spannung für ca. 10 Sekunden und lassen Sie dann wieder locker. 8 bis 12 Wiederholungen sind empfehlenswert.

Stützen an der Wand

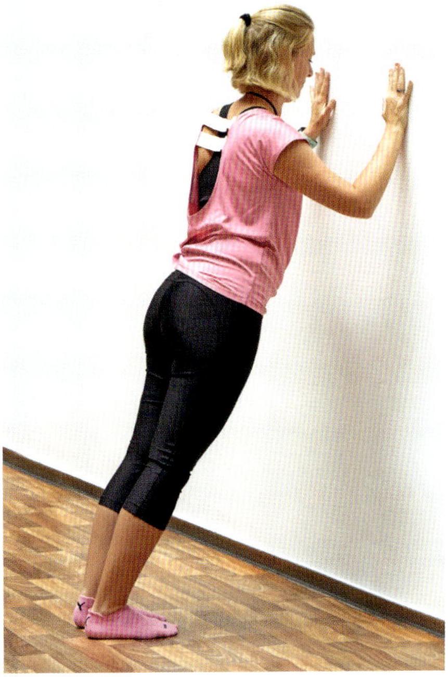

Stellen Sie sich im Abstand von einer Armlänge vor eine Wand. Die Füße können hüftbreit auseinander oder geschlossen sein. Heben Sie die Hände bis auf Höhe der Schultergelenke und legen Sie sie an die Wand. Spannen Sie den gesamten Körper an und beugen Sie nun die Ellenbogengelenke. Der Oberkörper neigt sich Richtung Wand, der Kopf befindet sich in Verlängerung der Wirbelsäule. Beugen Sie die Ellbogen so weit, dass Sie sich anschließend auch gut wieder von der Wand abdrücken können. Wiederholen Sie diese „Liegestütze" möglichst 8- bis 12-mal. Nach dem Auslockern der Arme können weitere 1 bis 2 Durchgänge folgen.

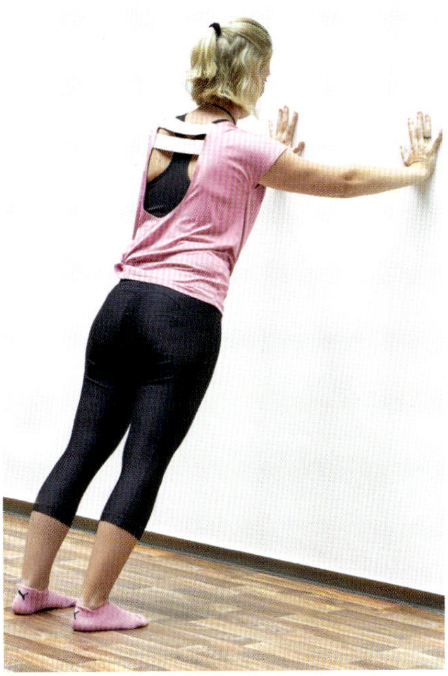

VARIANTE

Um die Übung zu intensivieren, kann man einen etwas größeren Abstand zur Wand wählen. Je größer der Abstand zur Wand ist, desto intensiver wird die Stützübung. Besonders beim Stützen in der Schräglage ist auf eine gute Körperspannung zu achten. Der Körper bildet vom Kopf über die Schultern bis hin zu den Fersen eine Linie.

Je weiter die Hände auseinander sind, desto mehr Spannung ist in der Brustmuskulatur notwendig. Je enger die Hände an der Wand platziert werden, desto mehr wird die hintere Oberarmmuskulatur beansprucht.

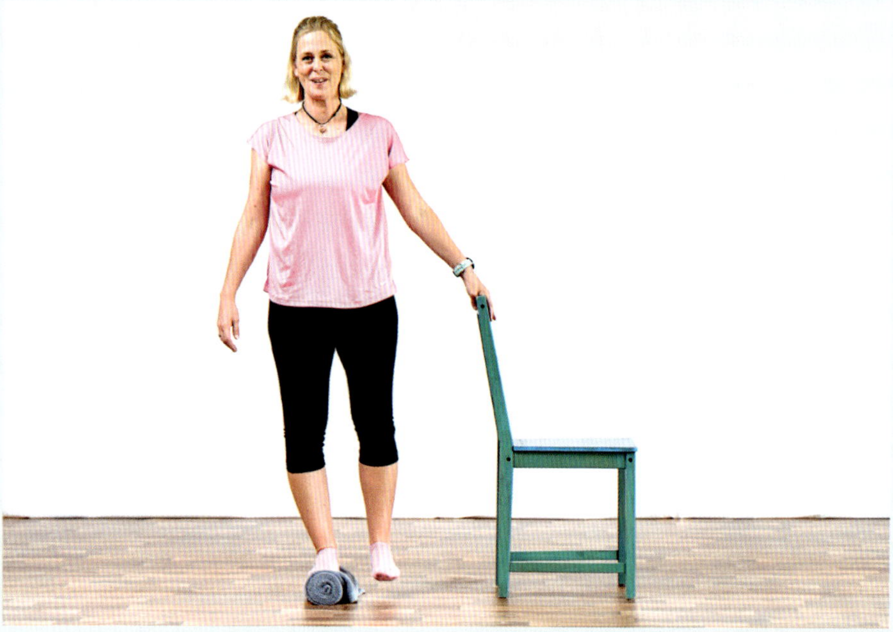

Koordinationsübungen

Eine gute Koordinationsfähigkeit und ein trainierter Gleichgewichtssinn sind wichtige Eigenschaften, die Ihnen das alltägliche Leben erleichtern. Stürze und Verletzungen kommen seltener vor, da durch das Koordinationstraining insbesondere die Sicherheit von komplexen Bewegungen geschult wird. Ein hohes Maß an Selbstständigkeit im Alltag wird erreicht und beibehalten.
Bei den folgenden Übungen wird vorrangig die Gleichgewichtsfähigkeit trainiert. Die Intensität sollte so gewählt werden, dass Sie an den Grenzen Ihres Stabilitätsgefühls üben. Nur so ergibt sich ein Trainingseffekt für die geforderte Muskulatur und den Gleichgewichtssinn. Wackeln ist also ausdrücklich erlaubt!
Wählen Sie die Dauer der Übungen so, dass Sie ausreichend Zeit haben, Ihre Bewegungen an die ungewohnte und zum Teil schwierige Aufgabenstellung anzupassen. Erst wenn Sie die Grundübung beherrschen, sollten Sie mit einer Variation fortfahren.

Balancieren auf der Handtuchrolle

Für diese Übung wird ein großes Handtuch benötigt. Es wird längs zu einer festen Rolle aufgerollt.

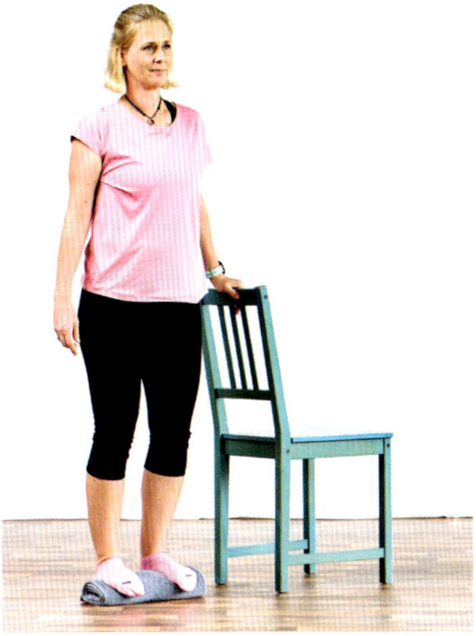

Legen Sie die Handtuchrolle quer vor Ihre Füße. Stellen Sie sich nun mit beiden Füßen mittig auf die Handtuchrolle. Die Fußspitzen und die Fersen haben keinen Bodenkontakt. Versuchen Sie, sich auf der Rolle auszubalancieren. Die Knie sind dabei locker gebeugt und der Oberkörper ist aufgerichtet. Balancieren Sie so lange, bis Sie sicher stehen oder bis Sie eine kleine Pause benötigen. Sie können 3 bis 5 Minuten üben.

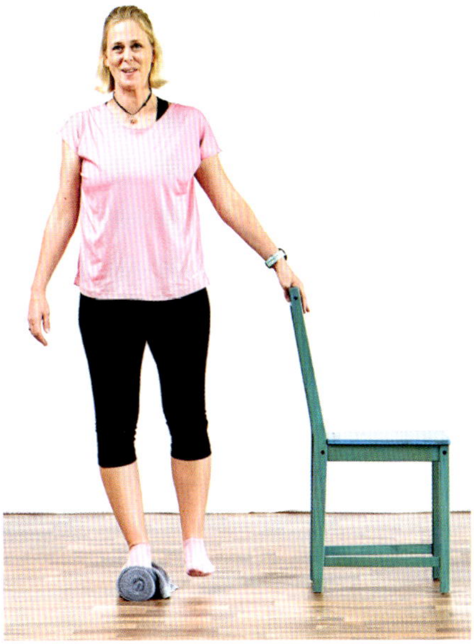

VARIANTE

Die Handtuchrolle liegt längs vor Ihnen. Setzen Sie den rechten Fuß auf die Rolle. Verlagern Sie nun das Gewicht auf das rechte Bein und versuchen Sie, den linken Fuß vom Boden zu lösen, sodass Sie sich auf dem rechten Bein ausbalancieren müssen.
Wenn Sie eine gewisse Sicherheit erlangt haben, wechseln Sie den Fuß und versuchen Sie es ebenso auf dem linken Bein.

Es kann zu Beginn hilfreich sein, sich seitlich an der Wand oder Stuhllehne abzustützen und später die Hand zu lösen.

Tandemstand

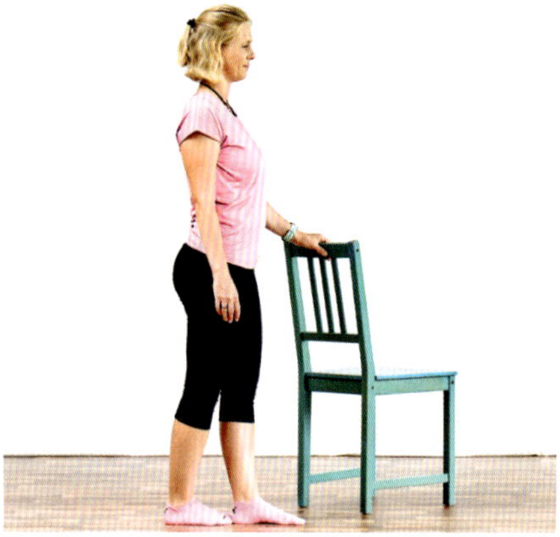

Die Grundposition wird mit veränderter Fußstellung eingenommen: Die Füße stehen hintereinander. Der große Zeh des hinteren Fußes steht direkt an der Ferse des vorderen Fußes. Die Knie sind leicht gebeugt und der Oberkörper ist aufgerichtet.

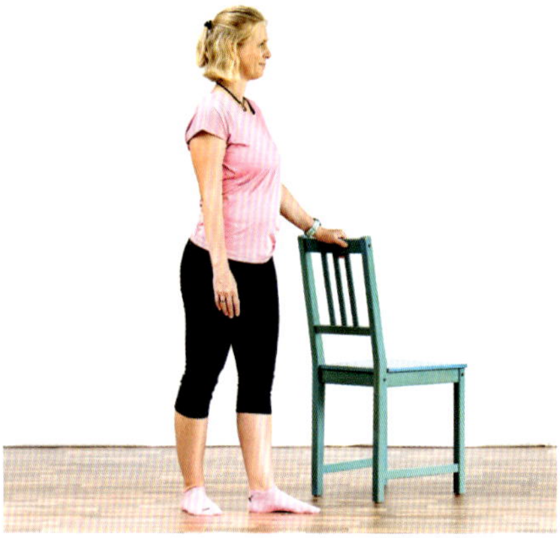

VARIANTE 1

Man erreicht mehr Standfestigkeit, indem man den hinteren Fuß etwas nach außen stellt.
Versuchen Sie, sich in dieser Position möglichst lange auszubalancieren. Stellen Sie dann den anderen Fuß nach vorn und wiederholen Sie die Übung.

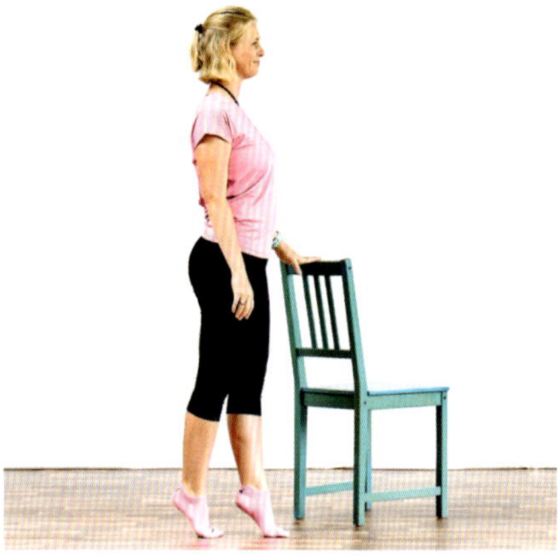

VARIANTE 2

Nehmen Sie die Grundposition und die Fußstellung wie oben beschrieben ein. Versuchen Sie nun, aus dem Tandemstand beide Fersen vom Boden abzuheben und wieder abzusetzen.

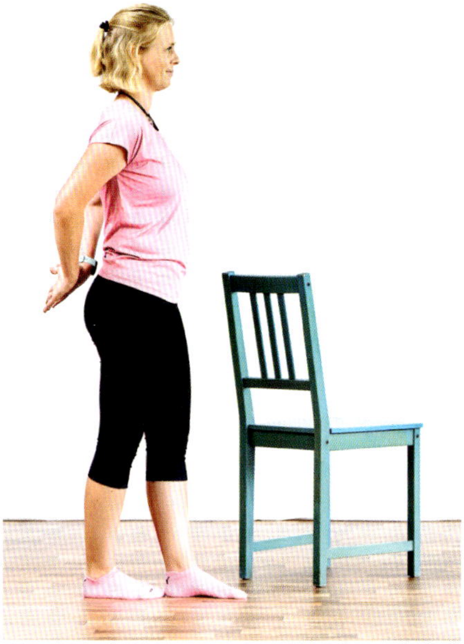

VARIANTE 3

Ist ein freihändiges Stehen in dieser Position möglich, kann man verschiedene Armbewegungen ergänzen: 1 Man kann beide Hände abwechselnd vor und hinter dem Körper zusammenführen.

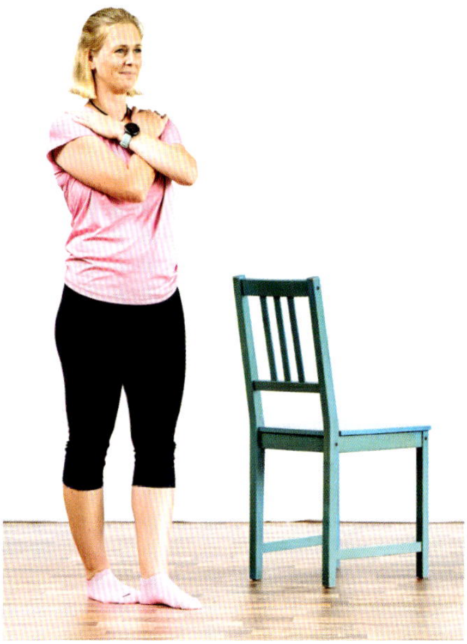

VARIANTE 4

Alternativ kann man versuchen, die Arme vor dem Brustkorb zu kreuzen, und sich so wieder ausbalancieren.

Alle Varianten des Tandemstandes sollten insgesamt 3 bis 5 Minuten geübt werden.

Einbeinstand

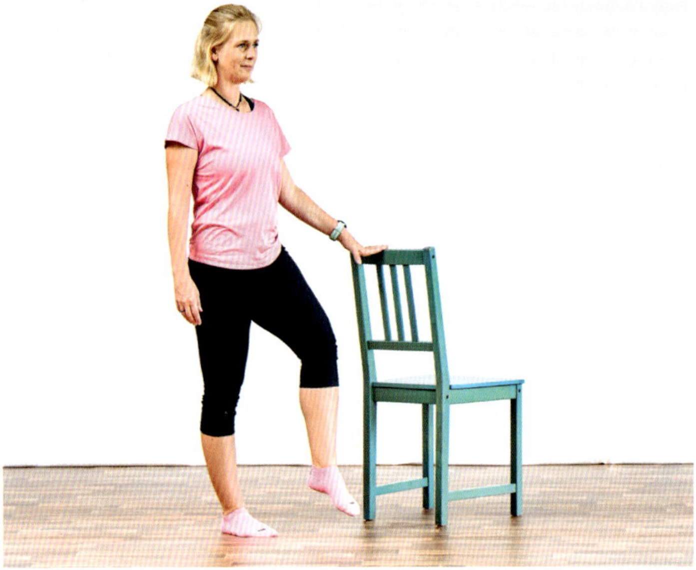

Man startet die Übung in der Grundposition. Bei großer Unsicherheit kann es hilfreich sein, sich an einem Stuhl oder an einer Wand abzustützen. Ein Fuß wird nun wenige Zentimeter vom Boden abgehoben und man versucht, sich auf dem anderen Bein so lange wie möglich auszubalancieren. Dann wird der Fuß wieder abgesetzt und der andere Fuß wird angehoben.

Ist das Knie des Standbeins im Einbeinstand leicht gebeugt, erfordert dies mehr Stabilität und Kraftanstrengung in der Oberschenkelmuskulatur. Ist das Knie des Standbeins durchgestreckt, wird hingegen mehr Rumpfstabilität gefordert. Bei dieser Übung gilt: Es darf ruhig ein wenig „wackelig" sein, denn nur so werden das Gleichgewicht und die Koordination trainiert.

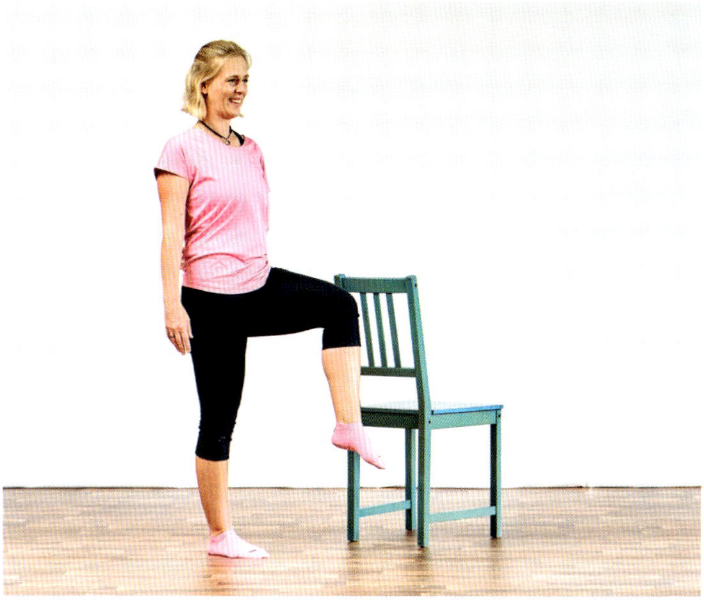

VARIANTE

Um die Übung schwieriger zu gestalten, kann man nach und nach das Bein höher anheben, bis der Oberschenkel sich in der waagerechten Position befindet.
Steigern Sie die Grundübung, indem Sie den Kopf dabei langsam nach rechts und links drehen.
Eine weitere Herausforderung kann es sein, die Übung barfuß oder auf einem anderen Untergrund durchzuführen, z.B. auf einer Wiese oder einer Matte.

Sollten Sie nach längerem Üben eine neue Herausforderung suchen, schließen Sie für ein paar Sekunden während der Übung die Augen.

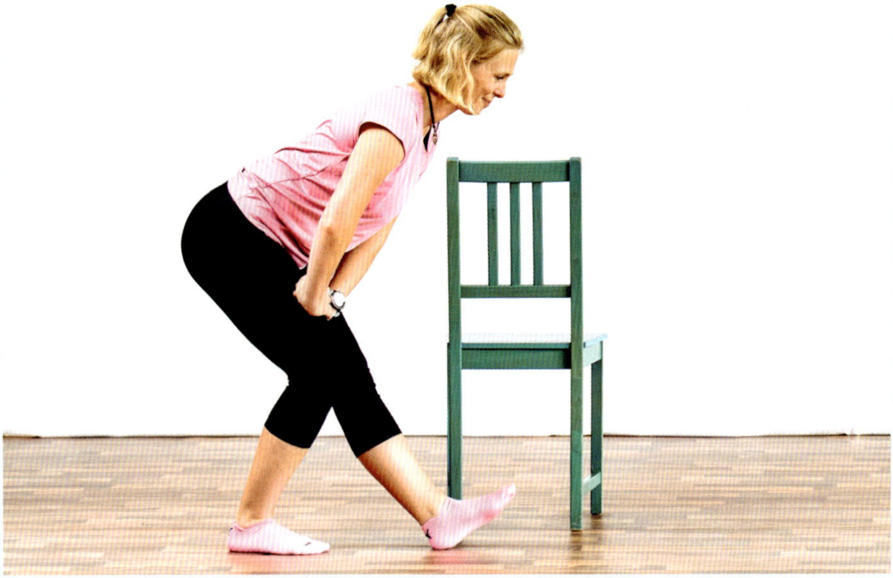

Dehnübungen

Um muskuläre Verkürzungen zu vermeiden und die Beweglichkeit zu verbessern, ist eine Dehnung sinnvoll. Dabei wird das physiologische Zusammenspiel von Muskeln, Sehnen, Bändern und Gelenken verbessert, wodurch Sie ein großes und schmerzfreies Bewegungsausmaß Ihrer Gelenke beibehalten können. Nehmen Sie beim Dehnen immer Ihre körperlichen Grenzen wahr und respektieren Sie diese.

Folgende Punkte sollte man beachten:

- Führen Sie Dehnübungen niemals unaufgewärmt aus.
- Gehen Sie sanft und niemals ruckartig in die Dehnung hinein.
- Achten Sie auf einen rutschfesten Untergrund und einen sicheren Stand.
- Halten Sie die Dehnung für 30 bis 60 Sekunden.
- Atmen Sie während der Dehnübungen ruhig und gleichmäßig weiter.

Wade

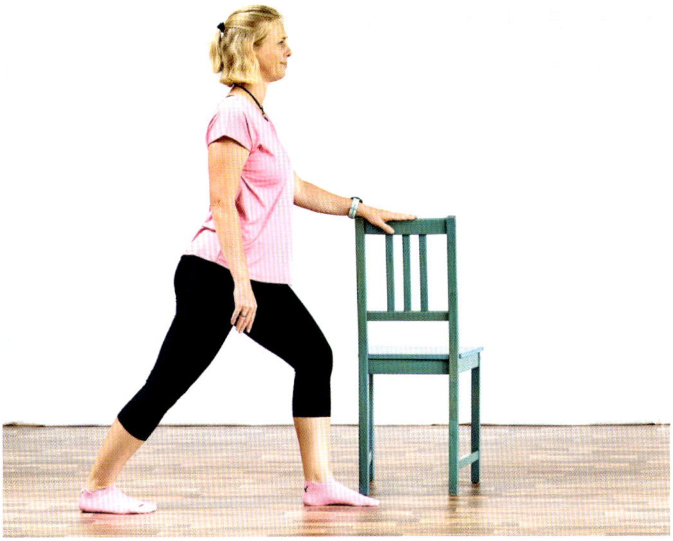

Man steht in Schrittstellung und hält sich seitlich an einer Stuhllehne fest. Beide Fußspitzen zeigen nach vorn. Das Gewicht wird nun auf den vorderen Fuß verlagert. Die hintere Ferse bleibt fest am Boden stehen. Beugen Sie das vordere Knie so weit, bis Sie im hinteren Bein im Bereich der Wade und der Kniekehle ein Dehngefühl verspüren.

Die Position wird für mindestens 30 bis 60 Sekunden gehalten. Nach einem kurzen Auslockern der Beine wird die Seite gewechselt.
Eine Wiederholung von 2- bis 3-mal pro Seite ist sinnvoll.

Ein regelmäßiges Dehnen der Wadenmuskulatur kann Wadenkrämpfe vorbeugen oder sie lindern.

Dehnung der Wade mit der Handtuchrolle

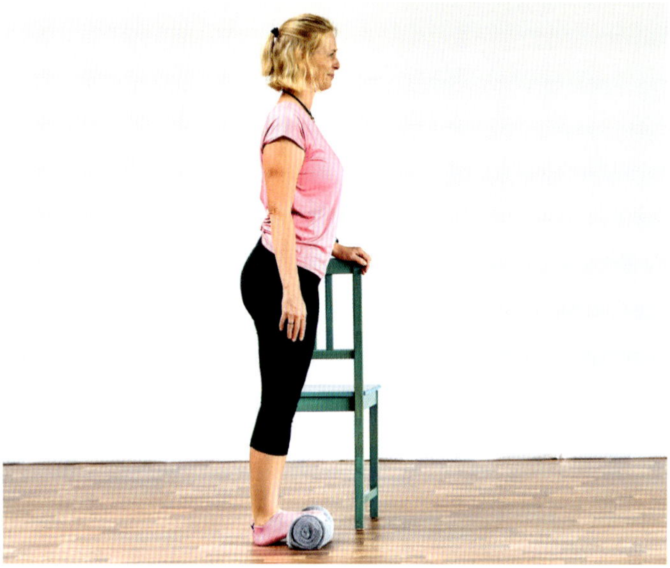

Für diese Übung wird ein großes Handtuch benötigt. Es wird längs zu einer festen Rolle aufgerollt.

Legen Sie die Handtuchrolle quer vor Ihre Füße auf den Boden. Stellen Sie die Füße nun nebeneinander nur mit den Fußballen auf die Handtuchrolle, die Fersen haben noch Kontakt zum Boden. Der Oberkörper ist aufgerichtet und die Hüfte wird nach vorn gestreckt.
Die Position wird für mindestens 30 bis 60 Sekunden gehalten.

Es werden 2 bis 3 Wiederholungen empfohlen.

Sie sollten nun eine Dehnung im Bereich der Waden und der Kniekehlen spüren.

Bei Bedarf können Sie einen Stuhl oder die Wand zum Abstützen nutzen.

Oberschenkelrückseite

1

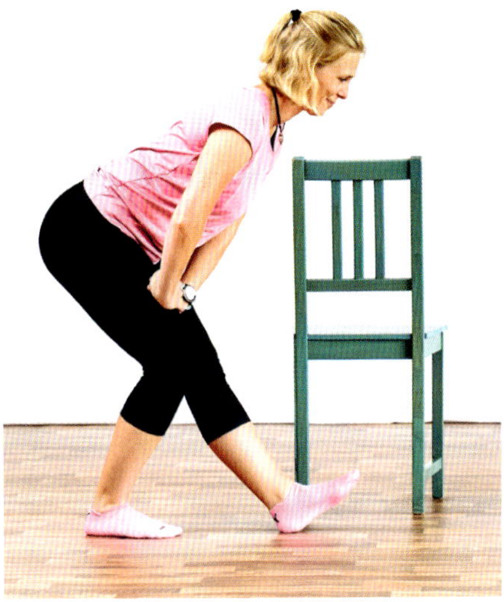

1 Es wird eine Schrittstellung eingenommen. Das hintere Bein wird gebeugt. Das vordere Bein bleibt gestreckt und die Fußspitze wird aktiv hochgezogen, die Ferse bleibt dabei fest auf dem Boden stehen. Das Gesäß schiebt sich nach hinten und der Rücken wird durchgestreckt. Der Oberkörper kann in dieser Position über die Arme auf dem gebeugten Bein abgestützt werden.

Achten Sie darauf, dass der Rücken gerade bleibt.

2

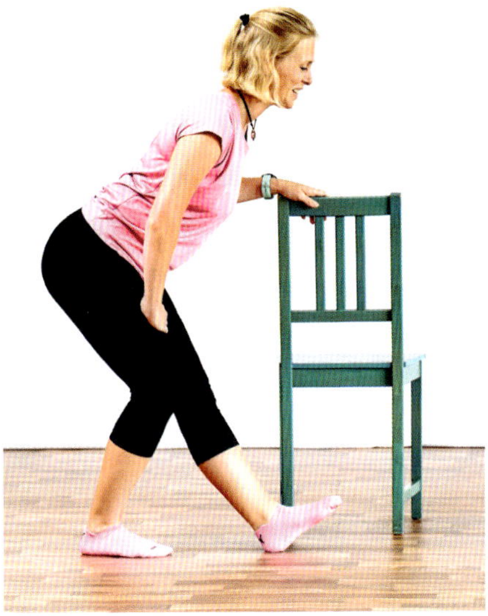

2 Bei Bedarf können Sie eine Stuhllehne oder die Wand zum Abstützen nutzen.
Es wird empfohlen, die Position 30 bis 60 Sekunden lang zu halten und die Übung 2- bis 3-mal pro Seite zu wiederholen.

Auf der Oberschenkelrückseite des gestreckten Beins und in der Kniekehle sollte eine deutliche Dehnung spürbar sein.

Hüftbeugemuskulatur

1

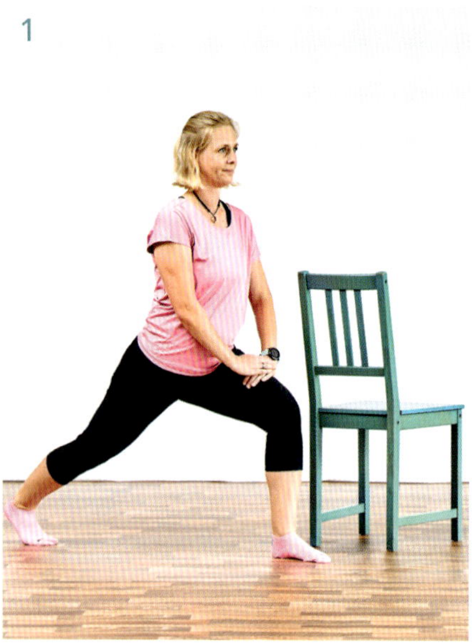

1 Nehmen Sie eine möglichst weite Schrittstellung ein. Beide Fußspitzen zeigen nach vorn, wobei die Ferse des hinteren Fußes angehoben werden kann. Das Becken ist nach vorn ausgerichtet. Der Oberkörper bleibt aufgerichtet. Das vordere Bein wird gebeugt und die Hände können sich auf dem gebeugten Bein abstützen.

Führen Sie die Dehnübung nicht zu schnell aus. Gehen Sie langsam und mit ruhiger Atmung in die Dehnung.

2

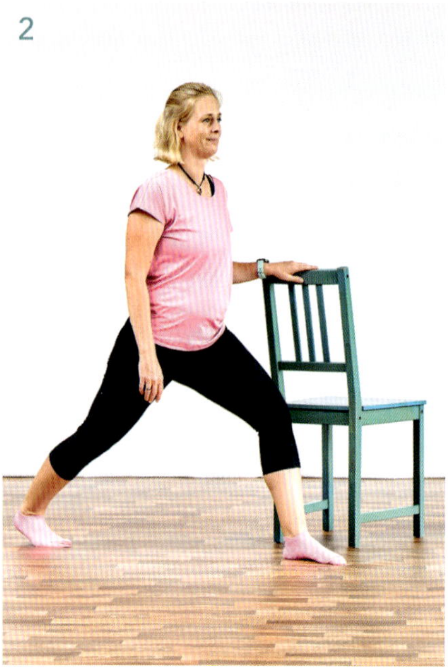

2 Bei Bedarf können Sie auch eine Stuhllehne oder die Wand zum Abstützen nutzen.
Versuchen Sie, die Position 30 bis 60 Sekunden lang zu halten und die Übung 2- bis 3-mal pro Seite zu wiederholen.

Die Dehnung ist beim nach hinten gestreckten Bein im Bereich der vorderen Hüftmuskulatur deutlich zu spüren.

Brustmuskulatur

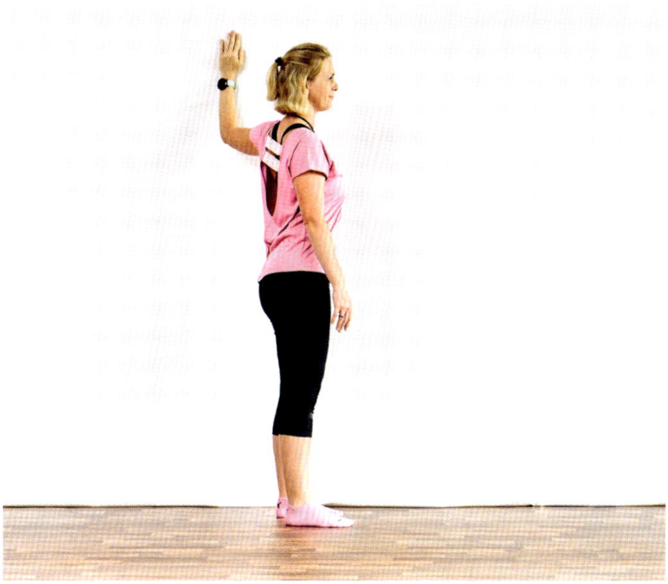

Zur Dehnung der Brustmuskulatur stellen Sie sich seitlich an eine Wand und legen den linken Unterarm und die Handfläche an die Wand. Der Ellenbogen befindet sich dabei auf Schulterhöhe und die Fingerspitzen zeigen zur Decke. Nun dreht sich der Körper nach rechts auf, wobei der linke Arm in der Position bleibt
Man hält diese Position für 30 bis 60 Sekunden. Anschließend wird die Seite gewechselt.

Nach einer kurzen Pause wiederholt man die Übung pro Seite 2- bis 3-mal.

Es entsteht eine Dehnung in der Brustmuskulatur.

Obere Rückenmuskulatur

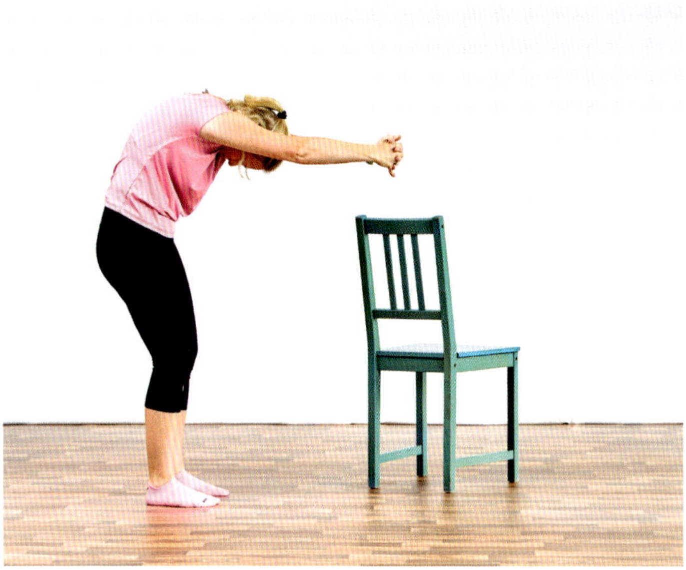

Es wird die Grundposition eingenommen. Die Arme werden auf Schulterhöhe vor dem Körper angehoben. Die Finger beider Hände verschränken sich. Das Kinn wird zur Brust gezogen, die Arme ziehen nach vorn, der obere Rücken wird rund.
Die Position wird 20 bis 30 Sekunden lang gehalten. Anschließend richtet sich der Körper wieder auf und die Arme und Schultern werden kurz gelockert.
Die Übung kann 3- bis 5-mal wiederholt werden.

Eine angenehme Dehnung sollte im oberen Rücken zu spüren sein.

Dehnung der seitlichen Rumpfmuskulatur

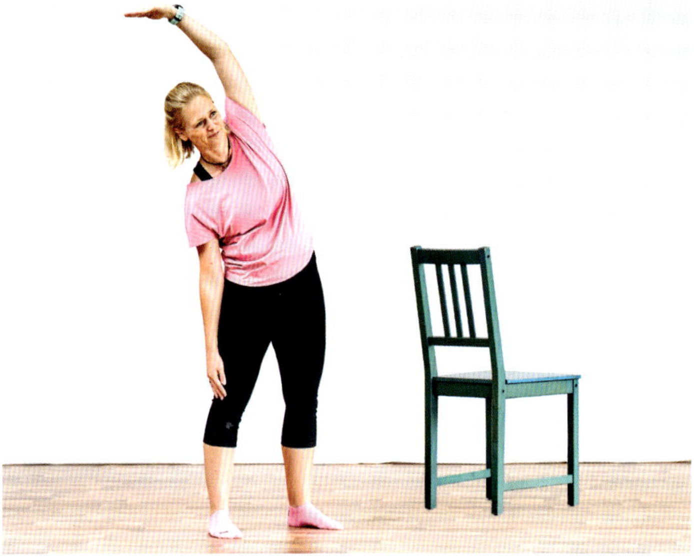

Nehmen Sie die Grundposition ein. Der linke Arm wird nun über den Kopf gehoben und neigt sich zusammen mit dem Oberkörper zur rechten Seite. Achten Sie darauf, dass die Schultern dabei nicht nach vorn oder hinten ausweichen. Halten Sie die Position für 30 bis 60 Sekunden. Gehen Sie dann in die Ausgangsposition zurück.

Nach einer kurzen Pause wiederholen Sie die Übung pro Seite 2- bis 3-mal.

Eine Dehnung stellt sich an der geöffneten Körperseite ein.

Dehnen Sie sanft, bis ein angenehmes Spannungsgefühl eintritt. Konzentrieren Sie sich darauf, wie die gedehnte Muskulatur immer entspannter wird, und gehen Sie gegebenenfalls weiter in die Dehnung hinein.

Übungspläne

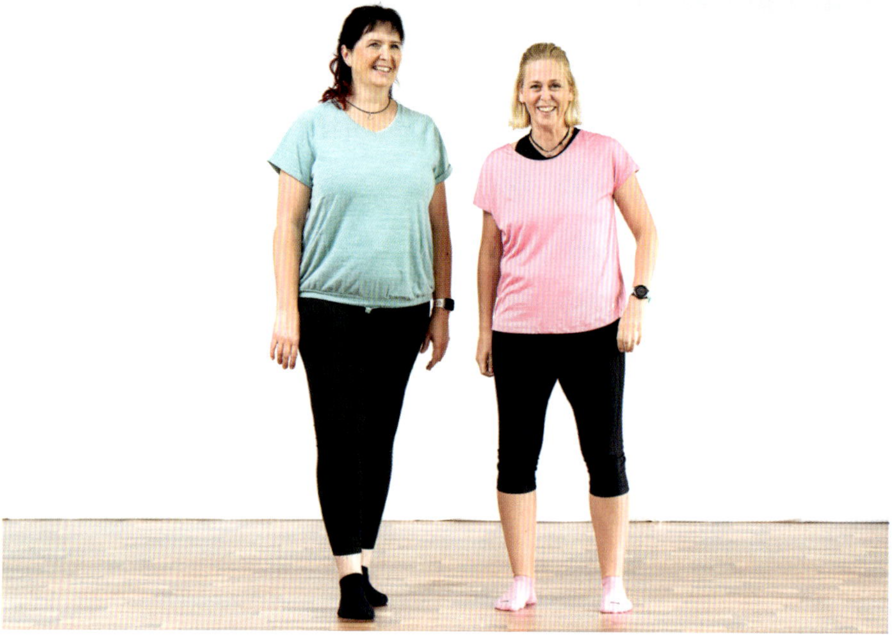

Übungspläne

Die folgenden Übungspläne dienen in erster Linie als Hilfestellung für Kursleiterinnen und Kursleiter. Sie enthalten Vorschläge, wie 30-minütige Übungseinheiten sinnvoll zusammengestellt werden können. Sie können ebenfalls als Grundlage für ein individuelles, kleines Workout genutzt werden.

Es wird empfohlen, immer einige Aufwärmübungen als Hinführung auf die schwerpunktmäßigen Übungen durchzuführen. Der Hauptteil kann vom Umfang her beliebig erweitert oder verringert werden. Gezielte Atemübungen, Dehnungen oder Entspannungsübungen sollten die Trainingsstunde beenden.

Die Übungspläne „Beweglichkeit" und „Kraft" können von der Ausgangsposition „Sitz" auch in die Ausgangsposition „Stand" übertragen werden.

Die Abkürzung TN steht für „Teilnehmende".

SCHWERPUNKT „BEWEGLICHKEIT IM SITZ" (30 MIN)

	Zeit	Inhalt	Durchführung	Material	Bemerkungen
Einstimmung	3 min	Stundenthema benennen	Info: Wie kann ich meine Beweglichkeit verbessern?		Fragen/Antworten der TN miteinbeziehen
Aufwärmen	5 min	Mobilisation der großen Gelenke, Aktivierung des Herz-Kreislauf-Systems	Marschieren auf der Stelle mit verschiedenen Armbewegungen, aktiv pendeln mit den Armen	Stuhl	
Hauptteil	15 min	Beweglichkeitsübungen wählen: • Aufrichtung und Mobilisation der Brustwirbelsäule • Rückwärtsstreckung der Arme • Drehung der Wirbelsäule • Frontheben • Seitenneigen	Jede Übung 8- bis 12-mal wiederholen, Pause, dann einen 2. Durchgang (ggf. einen 3. Durchgang) anschließen	Stuhl Handtuch	Während der Übungen korrigierend eingreifen und die Technik immer wieder beschreiben, damit die TN wissen, worauf sie achten müssen
Entspannung	5 min	Wahrnehmung des Körpers schulen	Die TN tief ein- und ausatmen lassen	Entspannende Musik oder Klänge abspielen	Bewusstes Atmen senkt die Herzfrequenz
Ausklang	2 min	Kurze Aktivierung nach der Entspannung, Rückblick auf den Schwerpunkt und Ausblick auf die nächste Stunde	„Wie geht es Ihnen?"-Handzeichen ausmachen: Daumen hoch = prima, Daumen runter = zu anstrengend		Eventuell in der nächsten Stunde Feedback einholen. Nachbereitung der Stunde ist sinnvoll

SCHWERPUNKT „KRAFT IM SITZ – HÜFTE UND BEINE“ (30 MIN)

	Zeit	Inhalt	Durchführung	Material	Bemerkungen
Einstimmung	3 min	Stundenthema benennen	Info: Was ist Kraft? Wozu brauche ich Kraft?		Fragen/Antworten der TN miteinbeziehen
Aufwärmen	5 min	Mobilisation der großen Gelenke, Aktivierung des Herz-Kreislauf-Systems	Schultern und Arme kreisen, aktiv pendeln mit den Armen, marschieren auf der Stelle	Stuhl	
Hauptteil	15 min	Kraftübungen wählen: • Abspreizen Hüfte • Kräftigung Oberschenkel durch Kniestreckung • Kräftigung Oberschenkel und Gesäß durch Aufstehbewegung • Dehnung Wade und Oberschenkelrückseite	Jede Übung 8- bis 12-mal wiederholen, Pause, dann einen 2. Durchgang (ggf. einen 3. Durchgang) anschließen Dehnung pro Seite 30–60 sek. halten (2–3 Durchgänge)	Stuhl	Während der Übungen korrigierend eingreifen und die Technik immer wieder beschreiben, damit die TN wissen, worauf sie achten müssen
Entspannung	5 min	Herzfrequenz sinken lassen und Wahrnehmung des Körpers schulen	Die TN tief ein- und ausatmen lassen, trainierte Muskelgruppen nachspüren lassen	Entspannende Musik oder Klänge abspielen	Atemrhythmen können variiert werden, bewusstes Atmen senkt die Herzfrequenz
Ausklang	2 min	Kurze Aktivierung nach der Entspannung, Rückblick auf den Schwerpunkt und Ausblick auf die nächste Stunde	„Wie haben Sie die Übungen empfunden?“ Handzeichen Borg-Skala 1–5 (Finger hochhalten), s. Seite 110		Eventuell in der nächsten Stunde Feedback einholen

SCHWERPUNKT „KOORDINATION“ (30 MIN)

	Zeit	Inhalt	Durchführung	Material	Bemerkungen
Einstimmung	3 min	Stundenthema benennen	Info: Was ist Gleichgewicht? Was ist Koordination?		Fragen/Antworten der TN miteinbeziehen
Aufwärmen	5 min	Mobilisation der großen Gelenke, Aktivierung des Herz-Kreislauf-Systems	Marschieren auf der Stelle mit verschiedenen Armbewegungen, Schultern kreisen	Stuhl für Pausen oder gegebenenfalls zum Festhalten	
Hauptteil	15 min	Gleichgewichts- und Koordinationsübungen wählen: • Hampelmann • „Hand und Faust“ • Armkoordination • Tandemstand • Einbeinstand	Jede Übung mehrere Minuten probieren lassen, auch Pausen einbauen, bei sicherer Grundübung Variationen hinzufügen	Stuhl	Festhalten ist zunächst erlaubt, TN dazu motivieren, zunehmend freihändig zu üben
Entspannung	5 min	Fantasiereise (z. B. Mallek & Schneider, 2019)	Kurze Geschichte zum Entspannen vorlesen	Entspannende Musik oder Klänge abspielen	Bewusstes Atmen senkt die Herzfrequenz
Ausklang	2 min	Kurze Aktivierung nach der Entspannung, Hausaufgabe: Üben der Hand-und-Faust-Koordination	„Wie geht es Ihnen?“ Handzeichen ausmachen: Daumen hoch = prima, Daumen runter = zu anstrengend		Eventuell in der nächsten Stunde Feedback einholen, Nachbereitung der Stunde ist sinnvoll

SCHWERPUNKT „AUSDAUER UND DEHNUNG" (30 MIN)

	Zeit	Inhalt	Durchführung	Material	Bemerkungen
Einstimmung	3 min	Stundenthema benennen	Info: Wie kann ich meine Ausdauer verbessern?		Fragen/Antworten der TN miteinbeziehen
Aufwärmen	5 min	Mobilisation der großen Gelenke, Aktivierung des Herz-Kreislauf-Systems	Große Schwungübungen von Armen, Beinen und Hüfte	Stuhl zum Festhalten im Stand und für Pausen	
Hauptteil	10 min	Ausdauerübungen wählen: • Marschieren • Hampelmann • Fußgelenksarbeit („Skippings") • Kniebeuge	Jede Übung mindestens 1 Minute ausführen lassen, Pause, 2–3 Durchgänge sind möglich	Stuhl	Während der Übungen korrigierend eingreifen und die Technik immer wieder beschreiben, damit die TN wissen, worauf sie achten müssen
Dehnung	10 min	Dehnungen wählen: • Wade • Oberschenkelrückseite • Hüfte	Dehnpositionen 30–60 Sek. halten		Bewusstes Atmen senkt die Herzfrequenz
Ausklang	2 min	Kurze Aktivierung nach der Entspannung, Kreisen der Hand- und Fußgelenke, tiefe Atemzüge	„Wie geht es Ihnen?" Handzeichen ausmachen: Daumen hoch = prima, Daumen runter = zu anstrengend		Eventuell ein Feedback in der nächsten Stunde einholen, Nachbereitung der Stunde ist sinnvoll

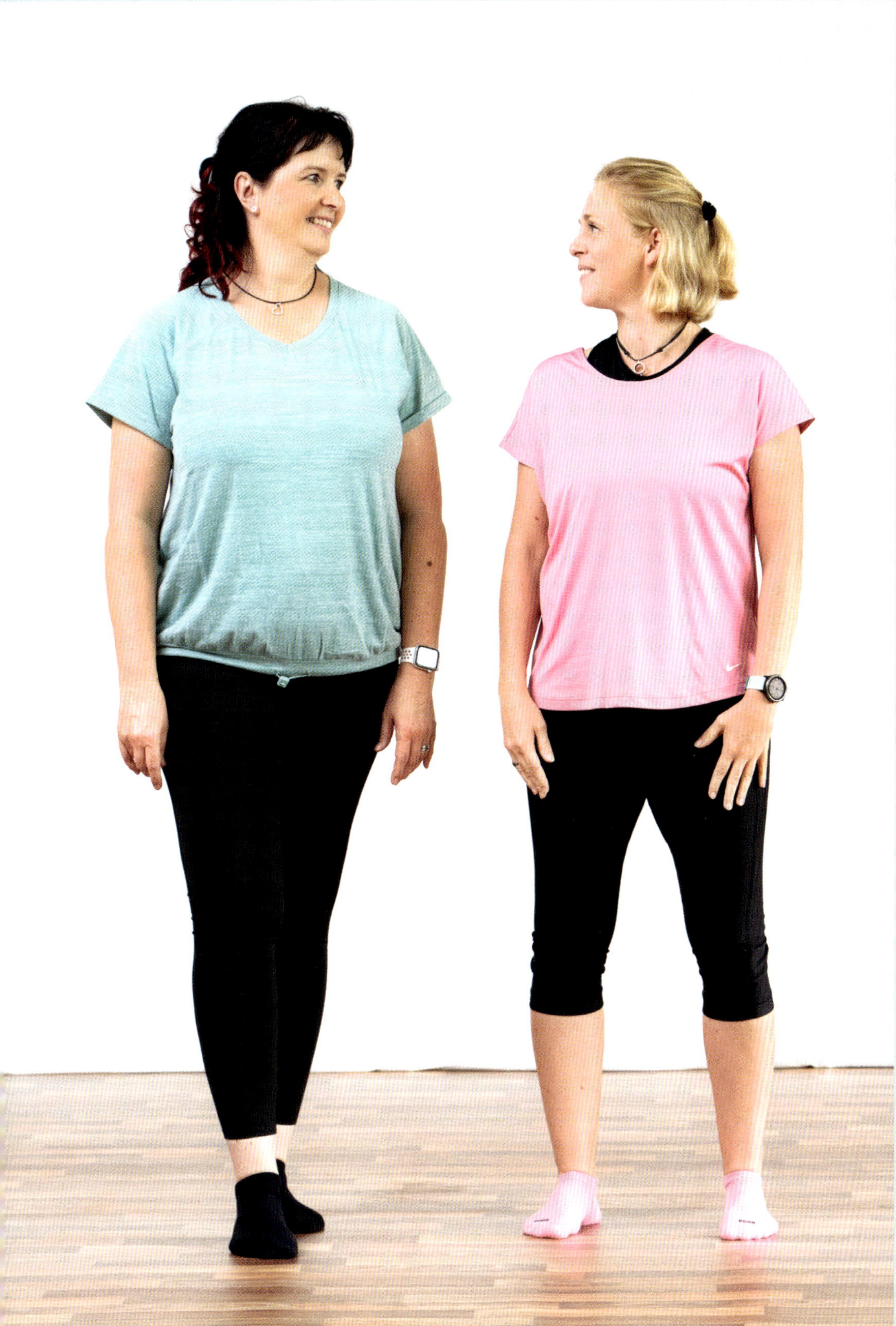

Theoretische Grundlagen

Beweglichgkeit, Kraft, Koordination und Ausdauer

BASIS DER LEISTUNGSFÄHIGKEIT

Beschreibt man die körperliche Leistungsfähigkeit des Menschen, geht es darum, wie belastbar dieser Mensch in bestimmten Situationen des Alltags, aber auch des Sports ist. Im Allgemeinen spricht man auch davon, dass jemand „eine gute Kondition" hat. Die Faktoren Beweglichkeit, Kraft, Koordination und Ausdauer sind dabei sehr wichtig. Sie stehen, neben der Schnelligkeit, in einem engen Zusammenhang miteinander und sind die Basis für eine gut ausgeprägte Leistungsfähigkeit. Neben den physischen Einflüssen sind aber auch die psychischen, mentalen und sozialen Aspekte von großer Wichtigkeit (vgl. Spring et al., 2005, S. 2).

Wir werden im Folgenden auf die einzelnen physischen Faktoren eingehen und diese näher erklären.

BEWEGLICHKEIT

„Beweglichkeit ist die Fähigkeit, Bewegungen willkürlich und gezielt mit der erforderlichen bzw. optimalen Schwingungsweite der beteiligten Gelenke ausführen zu können" (Martin et al., 1993, S. 147).

Wenn wir von Beweglichkeitstraining sprechen, unterscheiden wir Gelenkigkeit und Dehnfähigkeit. Gelenkigkeit beschreibt das Bewegungsausmaß eines Gelenks und wird durch die Struktur und die Art des Gelenks vorgegeben. (Das Hüftgelenk etwa ist ein Kugelgelenk mit drei Bewegungsachsen.) Die Dehnfähigkeit beschreibt das größtmögliche Bewegungsausmaß von Muskeln, Sehnen und Bändern.

Je besser die Gelenkigkeit und die Dehnfähigkeit sind, desto besser kann der Körper seine Funktionsfähigkeit behalten und dem Menschen Sicherheit und Effektivität in seinen alltäglichen Bewegungsabläufen geben.

Der Nutzen eines Beweglichkeitstrainings ergibt sich aus der Notwendigkeit, Alltagssituationen, wie z.B. das An- und Ausziehen und Haushaltsaufgaben, möglichst sicher, selbstständig und bis ins hohe Alter bewältigen zu können.

Um die allgemeine Leistungsfähigkeit zu erhalten oder sogar zu verbessern, ist ein regelmäßiges Training wichtig und sinnvoll. Neben der Erhaltung der Leistungsfähigkeit kann so auch eine Verbesserung des psychischen und physischen Wohlbefindens erreicht werden. Beim Training der Beweglichkeit geht es meist um die Ausnutzung des vollen Bewegungspotenzials der einzelnen Gelenke, aber auch um die Verbesserung der Dehnfähigkeit der Muskulatur. Aus diesem Grund spricht das Beweglichkeitstraining immer den ganzen Körper an.

Dehnung der Muskulatur: Ziel des Dehnens ist es, muskuläre Verkürzungen zu vermeiden bzw. die Beweglichkeit der Muskulatur zu verbessern. Aber auch nach einem Training, zur Regeneration, können Dehnübungen sinnvoll sein.
Zwei der häufigsten Dehntechniken sind das statische und das dynamische Dehnen.
Beim statischen Dehnen wird eine Dehnstellung eingenommen und für mindestens 30 bis 60 Sekunden gehalten. Diese Art des Dehnens wird meist nach einem Training zur Regeneration empfohlen.
Das dynamische Dehnen zeichnet sich durch eine leichte Vordehnung aus und wird mit kleinen rhythmischen, federnden Bewegungen der Muskelgruppe angedeutet (leichtes Wippen). Diese Dehnmethode wird häufig nach dem Aufwärmen und vor dem eigentlichen Training eingesetzt.
Die in diesem Buch beschriebenen Dehnübungen werden der statischen Dehnung zugeordnet.

KRAFT

„Die Kraft im Sport, also die biologische, nicht die physikalische Kraft, ist die Fähigkeit des Nerv-Muskelsystems durch Innervations- und Stoffwechselprozesse mit Muskelkontraktionen Widerstände zu überwinden, ihnen entgegenzuwirken bzw. sie zu halten" (Grosser et al., 2004).
Diese drei Mechanismen macht man sich im Sport zunutze, um die Muskeln zu stärken. Wird eine Bewegung ausgeführt – mit oder ohne zusätzliches Gewicht –, beschleunigt, bremst oder hält der Muskel mit seiner Kraft den bewegten Körperteil. Je mehr Widerstand der Muskel überwinden muss, desto kräftiger wird er mit der Zeit.
Es ist ein natürlicher Prozess, dass die Leistungsfähigkeit mit zunehmendem Alter abnimmt. Das bezieht sich auch auf die Kraftfähigkeiten der Muskulatur (Maximalkraft, Schnellkraft, Reaktionskraft, Kraftausdauer). Mit welcher Geschwindigkeit und in welchem Umfang der Kraftverlust geschieht, hängt sowohl von äußeren als auch von inneren, körpereigenen Faktoren ab. Bis dato wird älteren Menschen die gleiche Empfehlung für das Krafttraining gegeben wie jüngeren Erwachsenen (vgl. Mayer et al., 2011). Die Forschung für das Krafttraining explizit für ältere Menschen steckt noch in der Entwicklung.
Es gibt daher nur wenig bis gar keine Daten, die als Grundlage für eine allgemeine Empfehlung über Umfang, Intensität und Häufigkeit der Trainingseinheiten für ältere Menschen dienen könnten. Jedoch wurde in zahlreichen Studien nachgewiesen, dass ein Krafttraining im

Alter noch immer zu Kraftzuwächsen und zur besseren Ansteuerung der Muskulatur führen kann. Die Empfehlungen für ein Krafttraining zu Muskelaufbau und -ansteuerung im Alter orientieren sich daher an den Erkenntnissen bezüglich erwachsener Menschen im Allgemeinen.
Für eine Zunahme der Muskelkraft sollte man sein Training wie folgt dosieren:

- 8 bis 12 Wiederholungen bei 70 bis 85 % des Einer-Wiederholungs-Maximums
- 3 Durchgänge
- 2 bis 3 Trainingseinheiten pro Woche
- mindestens 8 bis 12 Wochen

Für diese spezielle Art des Trainings bedarf es einer sauberen Ausführung der Bewegungen. Bei höheren Gewichten sollte das Training bei ungeübten Seniorinnen und Senioren vorerst unter Anleitung stattfinden. An hohe Gewichte sollte sich herangetastet werden. Auch bei Seniorinnen und Senioren mit fortschreitender Erfahrung wird ein Training mit hohen Gewichten und unter Anleitung ausdrücklich empfohlen.
Damit das Reaktionsvermögen und die Kraftfähigkeiten mit zunehmendem Alter gleich bleiben oder möglichst nur geringfügig abnehmen, sollte ein regelmäßiges Training schon früh beginnen. Eine realistische Selbsteinschätzung der eigenen Kraft- und Gleichgewichtsfähigkeiten kann die erhöhte Sturzgefahr im Alter verringern.
Beim Krafttraining sollte man darauf achten, wie der eigene Körper auf die Übungen reagiert. Eine Überlastung ist genauso wenig zielführend wie eine Unterforderung der beanspruchten Muskulatur.

KOORDINATION

Koordination ist

- ein harmonisches Zusammenspiel des zentralen Nervensystems, der Skelettmuskulatur und der Sinnesorgane innerhalb eines gezielten Bewegungsablaufs
- die Fähigkeit, die uns erlaubt, Bewegungen auf präzise, schnelle, geordnete und effiziente Art auszuführen.

Außerdem ist Koordination ein Sammelbegriff für folgende Teilbereiche, die wiederum in Beziehungen zueinander stehen und sich gegenseitig beeinflussen können (vgl. Hollmann et al., 2000).

Gleichgewicht oder auch Gleichgewichtssinn dient zur Feststellung der Lage und zur Orientierung des Körpers im Raum. Das Sehen, das Hören, das Fühlen und auch unsere muskuläre Wahrnehmung in Form unserer Tiefensensibilität spielen hierbei eine Rolle. Um unser Gleichgewicht zu halten oder wiederherzustellen, müssen diese Komponenten zusammenarbeiten. Wenn wir unseren Körper im Gleichgewicht halten, wird dies reflektorisch gesteuert, d.h., wir können es nicht bewusst beeinflussen.
Wir unterscheiden zwischen statischem und dynamischem Gleichgewicht. Steht man z.B. auf einem

Bein und versucht, sich auszubalancieren, spricht man von einem statischen Gleichgewicht. Beim Gehen, beim Tanzen, beim Tragen eines Tabletts oder eines vollen Glases o.Ä. ist ein dynamisches Gleichgewicht gefordert (vgl. Hirtz, 2007).

Orientierung ist die Fähigkeit des Körpers, sich an veränderte räumliche Gegebenheiten anzupassen. Im Alltag ist dies z.B. gefordert beim Zurechtfinden im Dunkeln in der eigenen Wohnung oder auch in einer fremden Umgebung.

Rhythmus ist die Fähigkeit des Körpers, eine regelmäßige zeitliche Gliederung (Takt) wahrzunehmen und die Bewegungen daran anzupassen. Z.B. wird beim Tanzen der Takt der Musik aufgenommen und die Bewegung danach ausgerichtet. Auch das regelmäßige Pendeln der Arme beim Gehen/Laufen wird dieser Fähigkeit zugeordnet.

Reaktion ist die Fähigkeit des Körpers, auf einen oder mehrere Reize hin eine möglichst schnelle und zielgerichtete Wirkung oder Handlung zu zeigen (z.B. Umkippen eines Glases verhindern, sich nach dem Stolpern abfangen).

Differenzierung ist die Fähigkeit des Körpers, Feinabstimmungen bestimmter Bewegungen zu koordinieren und eine Bewegung genau und sicher durchzuführen (z.B. einen Ball werfen und fangen, Treppen steigen mit unterschiedlichen Tritthöhen).

Umstellung ist die Fähigkeit des Körpers, sich möglichst schnell auf eine neue Situation einzustellen (z.B. plötzlich veränderte Bodenbeschaffenheit).

Die koordinativen Fähigkeiten spielen bei allen Menschen eine besondere Rolle, wenn es um das Thema Sicherheit z.B. im Rahmen der Sturzprophylaxe geht. Die Fähigkeiten, die man durch gezieltes koordinatives Training erreicht, helfen, schnell und effektiv auf unvorhersehbare Ereignisse zu reagieren. Beispiele finden sich im Alltag beim Laufen (Stolpern), Autofahren (Schulterblick) oder auch beim sicheren Anheben oder Tragen von Gegenständen (Orientierung im Raum, obwohl man ein Glas balanciert) u.v.m.

AUSDAUER

Ausdauer spielt für ein Herz-Kreislauftraining eine herausragende Rolle und definiert sich sowohl als Ermüdungswiderstandsfähigkeit gegenüber einer Belastung sowie als rasche Wiederherstellungsfähigkeit nach einer Belastung (vgl. Zintl et al., 2004).
Für ältere Menschen bedeutet dies vor allem, Ermüdungserscheinungen bei Alltagsbelastungen möglichst lange hinauszuzögern und den Status quo der Belastbarkeit zu erhalten, im Idealfall sogar wieder zu verbessern. Alltagsbelastungen können gewohnte Gehstrecken beim Spazierengehen oder das Treppensteigen in der gewohnten Umgebung sein.

Eine gute Ausdauerfähigkeit bedeutet im Zusammenhang mit anderen konditionellen Fähigkeiten mehr Selbstständigkeit, mehr Sicherheit und damit einhergehend eine bessere Lebensqualität.
Ausdauertraining beschränkt sich nicht nur auf Bewegungsabläufe wie z.B. das Gehen/Laufen, sondern kann auch psychischer Ermüdung entgegenwirken. Um einem Reiz, der zum Belastungsabbruch führen kann, möglichst lange zu widerstehen, ist eine gute Ausdauer wichtig (vgl. Zintl et al., 2004).
Eine Frage, die sich häufig stellt, ist die nach Umfang und Intensität des Ausdauertrainings. Hierbei muss man in der Lage sein, eine gewählte Grundübung in verschiedenen Schwierigkeits- bzw. Belastungsstufen durchzuführen. Denn auch beim Ausdauertraining gilt es, Überlastung oder Unterforderung zu vermeiden. Hier bietet es sich an, eine sehr vereinfachte Borg-Skala zu verwenden, um die geeignete Trainingsintensität zu erreichen.

Borg-Skala 1–5:

1 sehr leicht, keine Anstrengung, normale Atmung
2 leichte Belastung, Atmung wird lauter, Unterhaltung in ganzen Sätzen möglich
3 moderate Belastung, Atmung beschleunigt sich, Unterhaltung mit Pausen möglich
4 hohe Belastung, schnelle Atmung, Einwortsätze wie: „Gut“, „Ja“, „Nein“
5 sehr hohe Belastung, schnelle, flache Atmung, kein Reden mehr möglich, kurzzeitige Belastung, die schnell zum Abbruch führt

Im Rahmen eines Herz-Kreislauf-Trainings für Einsteiger sollte die Zielsetzung auf der Borg-Skala im Bereich 2 bis 4 liegen, wobei möglichst große Muskelgruppen beansprucht werden sollen. Man bekommt während der Belastung jederzeit ausreichend Luft, auch wenn keine umfangreichen Gespräche mehr möglich sind. Trainingsprinzipien wie „von einfach zu schwer“, „von einfach zu komplex“, „von langsam zu schnell“ können zur Anwendung kommen, um die geeignete Dosierung der Trainingsbelastung zu finden.
Die Trainingseinheiten können zunächst in mehreren kleinen Etappen stattfinden. Stellt man fest, dass man die Übungsdurchgänge nach und nach verlängern kann, sollte das größere Ziel ein 30-Minuten-Training am Stück sein.
In den Übungsplänen (ab Seite 97) werden je nach Zielsetzung beispielhaft unterschiedliche Umfänge und Intensitäten berücksichtigt.
Bei der Übungsauswahl im Bereich der Ausdauer ist vor allem auf die Technik der Ausführung zu achten. Der Umfang, die Intensität und der Schwierigkeitsgrad steigern sich mit der Sicherheit der Übungsausführung und der zunehmenden Ausdauerfähigkeit.

Literatur

Grosser, M., Starischka, S., Zimmermann, E. (2004). Das neue Konditionstraining für alle Sportarten, für Kinder, Jugendliche und Aktive. München: BLV Verlagsgesellschaft, 9. Auflage.

Hirtz, P. (2007). Koordinative Fähigkeiten und Beweglichkeit. In: Meinel, K., Schnabel, G. (Hrsg.). Bewegungslehre Sportmotorik. Abriss einer Theorie der sportlichen Motorik unter pädagogischem Aspekt. Aachen: Meyer & Meyer, S. 212–242.

Hollmann, W., Hettinger, T. (2000). Sportmedizin. Grundlagen für Arbeit, Trainings- und Präventivmedizin. Stuttgart: Schattauer Verlag.

Mallek, N., Schneider, A. (2019). Geschichten zum Entspannen. Karlsruhe: SingLiesel Verlag.

Martin, D., Carl, K., Lehnertz, K. (1993). Handbuch Trainingslehre. Schorndorf: Verlag Hofmann.

Mayer, F., Scharhag-Rosenberger, F., Carlsohn, A., Cassel, M., Müller, S., Scharhag. J. (2011). Intensität und Effekte von Krafttraining bei Älteren. In: Deutsches Ärzteblatt 108, 21, S. 359–354.

Spring, H., Dvorak, J., Dvorak, V. (2005). Theorie und Praxis der Trainingstherapie. Beweglichkeit – Kraft – Ausdauer – Koordination. Stuttgart: Thieme Verlag. 2. Auflage.

Zintl, F., Eisenhut, A. (2004). Ausdauertraining: Grundlagen, Methoden, Trainingssteuerung. München: BLV Buchverlag.

Über die Autorinnen

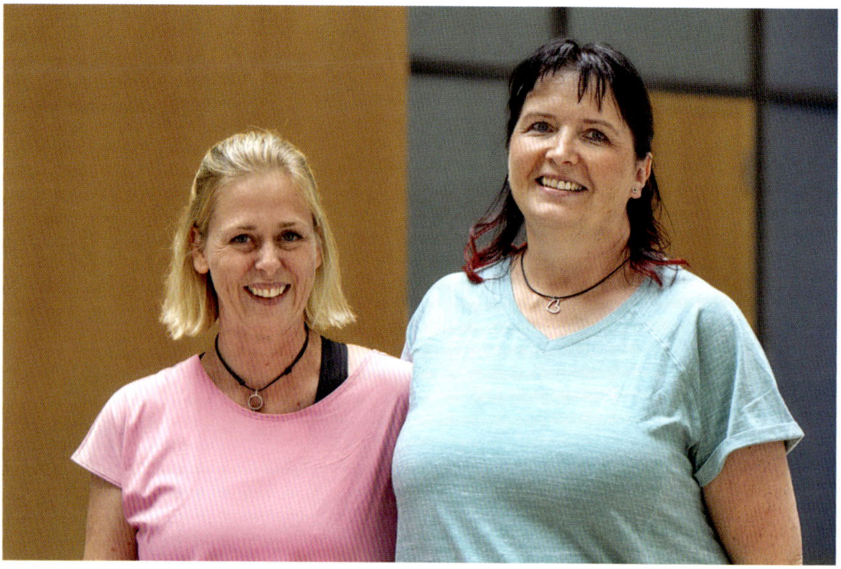

KRISTIN FALLET

ist Diplom-Sportwissenschaftlerin für die Schwerpunkte Prävention und Rehabilitation. Sie arbeitet u.a. in vielen Bereichen des Senioren- und Rehasports, als Sportlehrerin an einer Grundschule und im Kursbereich eines Gesundheitsstudios.

SYLVIA MÄTZEL

arbeitet seit mehr als 25 Jahren als Physiotherapeutin und hat in dieser Zeit sehr viele Gymnastik- und Rehasportgruppen mit verschiedenen Schwerpunkten und Altersgruppen angeleitet. Seit 2018 ist sie außerdem für den SingLiesel Verlag als Referentin tätig. Ihr Wissen gibt sie an Betreuungskräfte sozialer Einrichtungen in Seminaren wie „Tanzen im Sitzen" und „Sturzprävention mal anders" weiter.

Die Erfahrungen aus ihrer therapeutischen Zusammenarbeit an einer orthopädischen Rehaklinik und aus ihren zahlreichen Fort- und Weiterbildungen nutzen die beiden Autorinnen, um andere Menschen anzuleiten und zu motivieren mit dem Sport zu starten.